Zora Gienger

**Das Yoga-Programm
für die Wechseljahre**

Zora Gienger

Das Yoga-Programm für die Wechseljahre

Lindert hormonell bedingte Beschwerden –
Für mehr Lebensfreude und innere Balance

schlütersche

Bibliografische Information der Deutschen Nationalbibliothek

Die Deutsche Nationalbibliothek verzeichnet diese Publikation in der Deutschen Nationalbibliografie; detaillierte bibliografische Daten sind im Internet über http://dnb.ddb.de abrufbar.

ISBN 978-3-89993-578-3

Fotos:
fotolia.com: Liv Friis-larsen: 133; foto.fritz: hintere Umschlagklappe (außen); iofoto: 28; Louisa Knobloch: vordere Umschlagklappe (außen); Kzenon: 134; Lianem: 38; Bernd S.: 33; kristian sekulic: Titelfoto; MAXFX: 21; Monkey Business: 19; Stark: vordere Umschlagklappe (innen); wohu: hintere Umschlagklappe (innen);
iStockphoto: Roberto Adrian: 62; Andrzej Burak: 15; Sandra Caldwell: 81; Pattie Calfy: 107; James Driscoll: 89; Gerville Hall: 125; Hsing-Wen Hsu: 73; Kristen Johansen: 11; Duygu Ozen: 35; Guillermo Perales: 18; Ina Peters Photographie: 9; marlies plank: 126; Dean Sanderson: 49; Gerald Strauß: 37; Roger Whiteway: 130;
Übungsfotos: Gerhard Haidorn, Oy

© 2009 Schlütersche Verlagsgesellschaft mbH & Co. KG, Hans-Böckler-Allee 7, 30173 Hannover

Autor und Verlag haben dieses Buch sorgfältig geprüft. Für eventuelle Fehler kann dennoch keine Gewähr übernommen werden.

Alle Rechte vorbehalten. Das Werk ist urheberrechtlich geschützt. Jede Verwertung außerhalb der gesetzlich geregelten Fälle muss vom Verlag schriftlich genehmigt werden.

Gestaltung: Schlütersche Verlagsgesellschaft mbH & Co. KG
Satz: Die Feder GmbH, Wetzlar
Druck und Bindung: Grafisches Centrum Cuno GmbH & Co. KG, Calbe

Inhalt

Vorwort 7

**Herausforderung
Wechseljahre**............. 9
Ein neuer Lebensabschnitt 10
Veränderungen
willkommen heißen 10
Mut und Selbstvertrauen
statt Angst vor dem Alter 12
Die Perspektive verändern 13
Der weibliche Zyklus
und die Wechseljahre 14
Wechseljahre kommen
nicht über Nacht 15
Wechseljahre und
Lebensrhythmus 16
Wechseljahre sind keine
Krankheit 17
Wie die Wechseljahre
auf Leib und Seele wirken 18
Hormon-Ersatztherapie
und alternative Anwendungen ... 19

**Wie Sie in den Wechseljahren
von Yoga profitieren** 21
Die Chakren und
ihre Bedeutung 22
Die sieben Hauptchakren 22
Prana – die Lebensenergie
während der Wechseljahre 26
Die positive Wirkungsweise
des Yoga 28
Der Aufbau des
Yoga-Programms 30

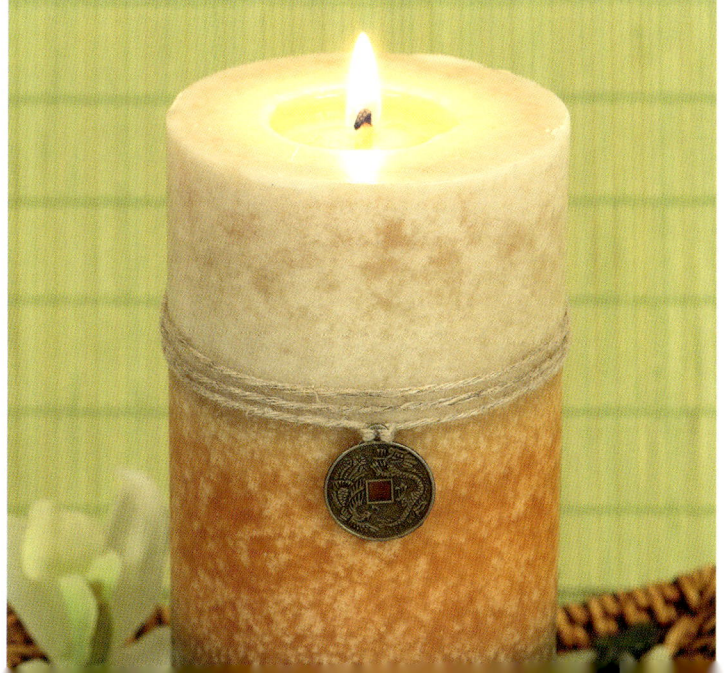

▶▶

Das Yoga-Übungsprogramm ... 31
Einige Tipps voraus ... 32
Vorschläge für ein
sinnvolles Training ... 33
So richten Sie
Ihren Übungsplatz her ... 34
Gesundheitliche Probleme
abklären lassen ... 36
Themenbereich 1:
Herz-Kreislauf-Training ... 38
Themenbereich 2:
Beweglichkeit – Geschmeidigkeit –
Dehnbarkeit ... 49
Themenbereich 3:
Haut – Knochen – Kraft –
Problemzonen ... 62
Themenbereich 4:
Beckenboden ... 73
Themenbereich 5:
Koordination und
neuronale Vernetzung ... 81
Themenbereich 6:
Hormonaktivierung und
Stoffwechselaktivierung ... 89
Themenbereich 7:
Vegetative Harmonie ... 107

Gesund und vital durch die Wechseljahre ... 125
Tiefenentspannung
und Meditation ... 126
Die Wechseljahre
ganzheitlich angehen ... 130
Energie-Massagen
für die Wechseljahre ... 134

Rat und Tat ... 137
Lesetipps ... 137
Internetadressen ... 137

Über die Autorin ... 138

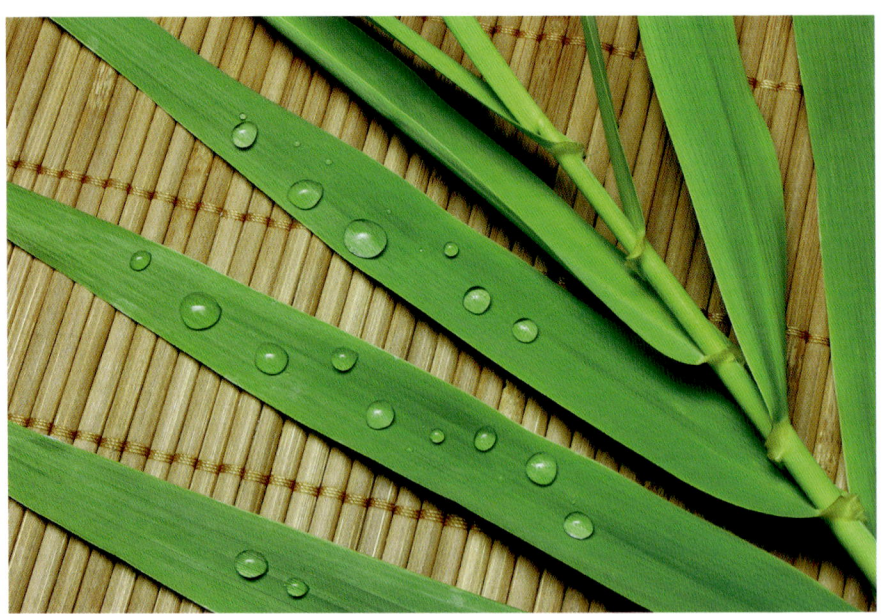

Vorwort

Liebe Leserin,

Yoga für die Wechseljahre gibt es noch gar nicht so lange. Dabei ist Yoga selbst ein uralter Weg des Wissens, der Körper, Geist und Seele in Verbindung bringt und Harmonie ins Leben einkehren lässt. Schon vor vielen tausend Jahren waren die positiven Aspekte und Wirkungen des Yoga bekannt – auch im Hinblick auf die weiblichen Wechseljahre. Nur wurden damals die Menschen häufig gar nicht so alt. Doch diejenigen Menschen, die sich ein gesundes und wohlhabendes Leben leisten konnten und die Wechseljahre erreichten, profitierten auch schon damals von den heilenden, aktivierenden und beruhigenden Wirkungen des Yoga.

Für mich persönlich ist Yoga ein Weg, der mich schon seit meinen Jugendjahren begleitet. Langsam und allmählich wuchs ich in die klassischen Pfade des Yoga hinein und entwickelte viele Übungen weiter, um sie an westliche Gegebenheiten anzupassen und sie vor allem Frauen näherzubringen. Bevor ich aber mit anderen Menschen arbeitete und Yoga unterrichtete, wurde Yoga mein eigener Favorit im Bereich Bewegung, Gesundheit und Lebenshilfe. So manche Krise und Krankheit bewältigte ich mit Hilfe der Yoga-Praxis, einfach, indem ich immer wieder selbst meine beste Schülerin war. Doch schon bald sollte Yoga nicht nur für mich persönlich da sein.

Mein Mann ist Frauenarzt, und so erzählte er mir täglich von den zahlreichen psychosomatischen Beschwerden seiner Patientinnen, die eigentlich medizinisch gesund waren, aber dennoch unter Schmerzen, Beschwerden und Unpässlichkeiten litten. Unruhe, Gereiztheit, Schlafstörungen, depressive Verstimmungen, prämenstruelles Syndrom, Schwangerschaftsbeschwerden und diffuse Unterleibsbeschwerden waren ausschlaggebend dafür, dass ich schließlich mit dem Unterrichten anfing.

Zunächst entwickelte ich ein spezielles Übungskonzept für Schwangere. Es folgte ein Konzept für Mutter und Kind und eines für Frauen mit konkreten Beschwerden sowie eines für Kinderwunschpatientinnen. Diese Frauen leiden nicht nur unter hormonellen Störungen, sondern sind auch noch von ungewollter Kinderlosigkeit betroffen. Im Laufe der Jahre wurde dann mein persönliches Yoga-Konzept auf Frauen erweitert, die hauptsächlich unter Wechseljahrsbeschwerden zu leiden haben. Hitzewallungen, ein verlangsamter Stoffwechsel, trockene Schleimhäute und die Erschlaffung von Haut, Haaren und Muskeln sowie ein langsamer Abbau der Knochensubstanz gehören zu den schon erwähnten Beschwerden, die sich während und nach den Wechseljahren verstärken.

Zusammen mit meiner Kollegin Stefanie Busch können wir nun speziell in unserem kleinen Studio Yoga für moderne Frauen anbieten, die gerne auf natürliche Weise etwas für Leib und Seele tun und sich wieder rundherum wohlfühlen wollen. Und damit nicht nur unsere Kursteilnehmerinnen die Möglichkeit haben, Yoga für die Wechseljahre zu praktizieren und sich wieder besser zu fühlen, habe ich dieses Buch geschrieben. Ich bin sehr dankbar, dass unser Yoga zahlreiche Frauen auf ihrem Lebensweg begleitet und ihnen während aller Lebenslagen zur Verfügung steht.

Auch Ihnen, liebe Leserin, wünsche ich viel Freude beim Üben. Mögen Sie zuversichtlich durch die Wechseljahre schreiten und diese einzigartige Zeit des Wandels als wunderbare Lebensphase betrachten können. Unsere Übungen stehen Ihnen jederzeit zur Seite. Beginnen Sie noch heute!

Alles Liebe

Ihre Zora Gienger

Herausforderung Wechseljahre

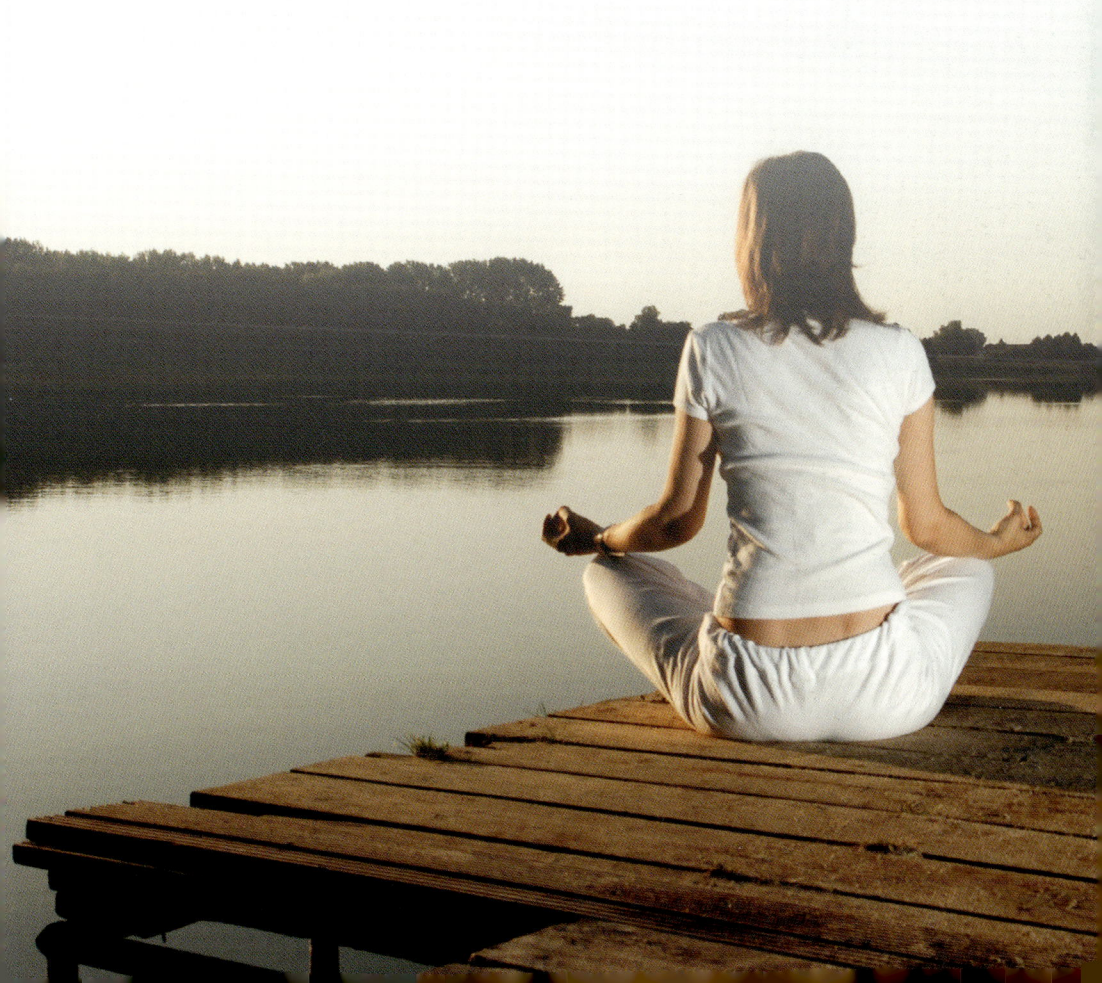

Was ist Yoga für die Wechseljahre? Welche Ziele und Aufgaben liegen diesem Yoga zu Grunde? Was geschieht im Körper der Frau während der Wechseljahre? Wie verkraftet die Seele diesen Wechsel? All diese Fragen werden in diesem Kapitel erläutert.

Ein neuer Lebensabschnitt

Irgendwann spürt jede Frau die herannahenden Veränderungen, die die Wechseljahre mit sich bringen. Zunächst sind es nur ganz leichte Anzeichen. Frau ist empfindsamer, manchmal gereizter oder spürt ganz deutlich Phasen, in denen die Stimmung auf den Nullpunkt sinkt. Vielleicht fällt das Einschlafen und das Durchschlafen irgendwann nicht mehr so leicht, es treten die ersten Hitzewallungen auf, und jedes Stückchen Torte macht sich auf der Waage bemerkbar. Die ersten Fältchen um die Augen vertiefen sich, die Haare scheinen dünner zu werden, und die körperlichen Kräfte lassen nach. Dieser Prozess zieht sich über viele Jahre hin und macht vor keinem Menschen Halt. Auch Männer leiden unter Wechseljahrsbeschwerden, nur spüren sie die hormonellen Schwankungen nicht ganz so intensiv wie Frauen.

Wechseljahre sind eigentlich etwas ganz Normales und Natürliches und kennzeichnen einen lebendigen Prozess, der zwar auf der einen Seite Beschwerden bringt, auf der anderen Seite aber auch Dynamik und Lebensfreude verheißt. Leider wird dieser Aspekt in unserer Gesellschaft, die auf Leistungsfähigkeit, Jugendlichkeit, Fitness und Schönheit getrimmt ist, völlig außer Acht gelassen.

Der Körper verändert sich Zeit seines Lebens. Die Seele bekommt stets die Möglichkeit, sich weiterzuentwickeln und zu reifen. Nur ist dies während der Wechseljahre stärker zu spüren, denn im ewigen Kreislauf des Lebens ist alles ein Kommen und Gehen, ein Werden und Vergehen, ein Erblühen und Verwelken. Während der Wechseljahre nimmt der Mensch Kontur an und verliert den nichtssagenden, konturlosen, allzu jugendlichen Ausdruck, um reife Stärke demonstrieren zu können, die gepaart ist mit Lebenserfahrung und Durchhaltevermögen. Auch wenn der Körper an Spannkraft verliert und nicht mehr so stark und jung ist wie in früheren Jahren, so hat der Mensch die Möglichkeit, flexibel im Denken zu sein, seine Seele jung zu halten und anderen Vorbild zu sein mit Weisheit und Würde.

Veränderungen willkommen heißen

Über die körperlichen Beschwerden meldet sich der Körper zu Wort. Seine Botschaft lautet: Gehe achtsam mit dir um, achte dich selbst und deine neue Sensibilität, lasse dir nicht mehr alles gefallen, versuche nicht, es allen recht zu machen, finde deinen eigenen Weg und bleibe offen für neue Überraschungen und Herausforderungen im Leben. Liebe dich selbst und stehe zu dir.

All diese Herausforderungen drängen jetzt ins Leben und wollen bewusst gemacht werden. Wechseljahre können deshalb auch wunderbar sein. Denn während dieser körperlichen, geistigen und seelischen Umbruchzeit wird Platz frei für etwas ganz Neues. Das kann bedeuten, dass Sie Ihrem Leben noch mal eine neue Richtung verleihen, dass Sie etwas Altes zu Ende bringen und endlich

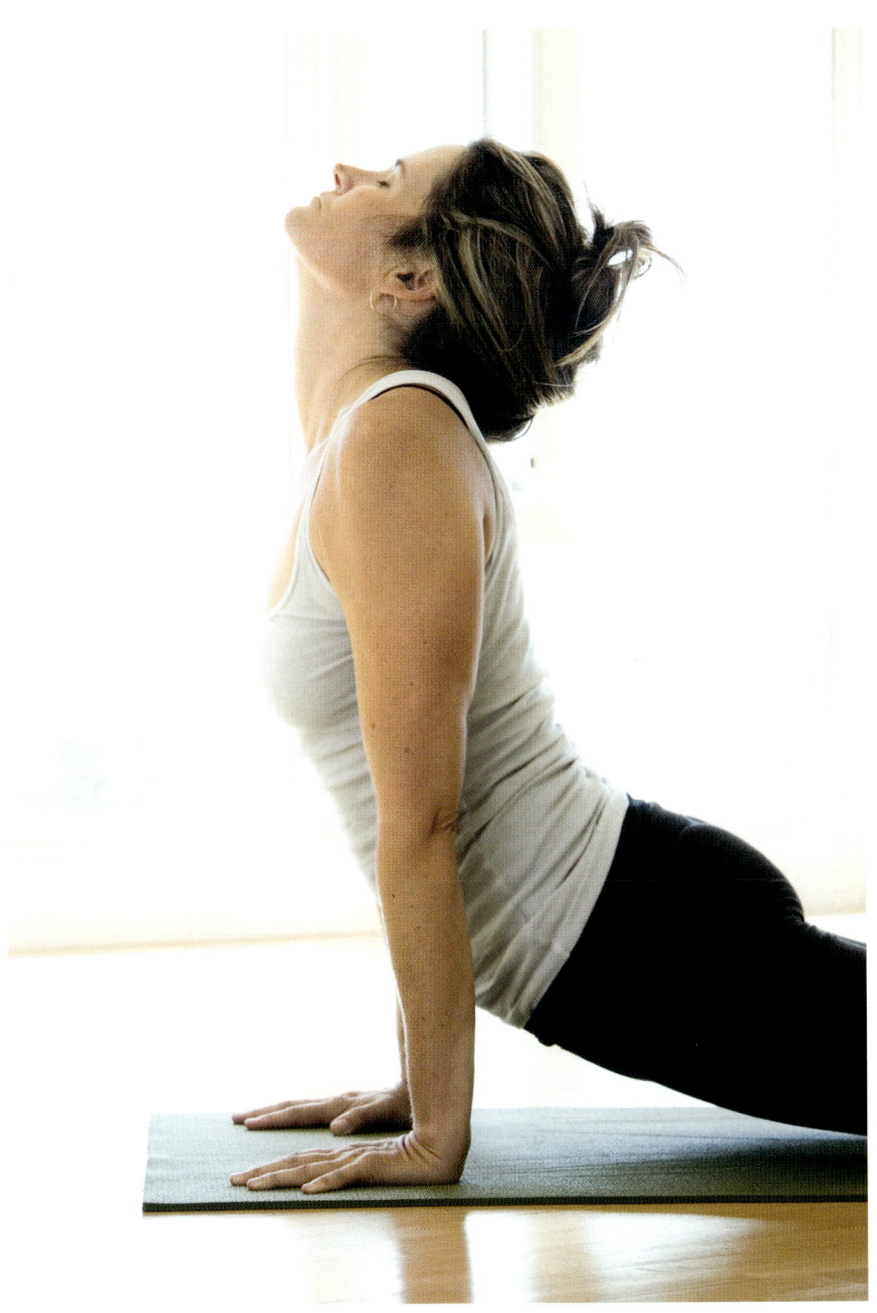

Gehen Sie achtsam mit sich um und finden Sie Ihren eigenen Weg.

abschließen oder dass Sie den neuen Lebensabschnitt mit ganz viel Lust und Freude willkommen heißen und gespannt sind, was noch alles kommen wird.

Wechseljahre stellen deshalb auch immer den Beginn eines ganz neuen Lebensabschnitts dar. Sie versprechen neue Chancen und verlangen nach einer neuen Selbsteinschätzung und Selbstwahrnehmung. Mit Problemen, Beschwerden und Schmerzen lassen sie sich nicht abspeisen. Es gilt, diese Lebensphase mit Lebendigkeit, Lebensfreude und Wohlgefühl zu füllen, nicht mit Jammern, Klagen und Sorgen.

Sie können die Wechseljahre ruhig mit einer Geburt vergleichen. Ein neues Leben will geboren werden, etwas Altes muss dafür verändert oder losgelassen werden. Geburten sind immer irgendwie schmerzhaft. Der Wechsel verläuft deshalb nicht immer glatt und reibungslos, sondern äußert sich vor allem leiblich-seelisch. Die große Chance liegt jetzt darin, das neugeborene Leben zu hegen und zu pflegen und es sich gut gehen zu lassen.

So fordern die Wechseljahre Sie auf, sich Ihrem Leben zu stellen und es neu zu gestalten. Sie sind Zeit Ihres Lebens Schöpferin Ihres Lebens! Und während der Wechseljahre sind Sie es mehr denn je. Das heißt, dass Sie aufgefordert sind, Ihr Leben so zu gestalten, dass Sie wieder zufrieden damit sind. Verschönern Sie es. Schmücken Sie es und füllen Sie es mit lohnenswerten Aufgaben, mit Freude und Wohlbefinden. Yoga steht Ihnen dabei stets zur Seite und erinnert Sie auch daran, dass es mit in Ihren Händen liegt, was Sie aus Ihrem Leben machen.

Mut und Selbstvertrauen statt Angst vor dem Alter

Die Wechseljahre ausschließlich unter negativen Aspekten zu betrachten, ist eine typische Modeerscheinung unserer westlichen Gesellschaft, die älter werdende Frauen völlig verrückt macht. Das verlockende Bild der blutjungen, knackigen, attraktiven Frau prägt das Frauenbild der westlichen Welt. Das Älterwerden gilt als Last, manchmal sogar als Horror. Es fehlen Vorbilder und Frauen, die stark und mutig genug sind, ihr Selbstbild nicht von einer jugendlichen Scheinwelt abhängig zu machen.

Oft werden schon jüngere Frauen in Angst und Panik versetzt. Dann wird mit Wechseljahrsbeschwerden gedroht. Die Medien sind leider voll davon, und die moderne Medizin ist nicht ganz unschuldig daran, dass die weiblichen Wechseljahre nicht als große Chance, sondern als Schreckgespenst gesehen werden. Schließlich werden neue „Beschwerdebilder" geschaffen, zur Krankheit erklärt und dann ausgeschlachtet und vermarktet. So wird Frauen suggeriert, Wechseljahre müssten unbedingt therapiert, weggedrängt oder beseitigt werden.

Es ist zunächst also gar nicht so einfach, die Wechseljahre bewusst und vor allem selbstbewusst anzunehmen und sich nicht dem Joch des Jugendwahns zu unterwerfen oder sich die Lebensfreude rauben zu lassen und sich nur noch krank zu fühlen.

Um einen neuen Weg einzuschlagen, bedarf es Mut und Selbstvertrauen. Doch dann führt Sie Ihr Weg würde- und respektvoll durch die Wechseljahre und schließlich auch durch die Zeit des Älterwerdens und Altseins.

Alles, was Sie dazu benötigen, ist eine gehörige Portion Selbstliebe und die Gewissheit, dass es richtig ist, wie es ist. Und wenn Sie Yoga praktizieren, werden Sie erleben, dass die Übungen Sie darin unterstützen, sich selbst zu achten, zu lieben und zu respektieren.

Wenn wir einen Blick auf andere Erdteile werfen, können wir feststellen, dass viele traditionelle Gesellschaften kein Wort für Wechseljahre kennen. Und schon gar keins für Wechseljahrsbeschwerden. Entweder stellen Wechseljahre dort kein Thema dar oder sie werden als neuer Lebensabschnitt sogar regelrecht herbeigesehnt. Die damit einhergehenden Beschwerden verleihen sogar mehr Ansehen! Wie ist das möglich?

Das Ausbleiben der Periode gilt bei vielen Völkern als ein Zeichen für zusätzlichen Respekt. Würde und Weisheit werden dann in einer Frau gesehen. Sie wird besonders verehrt, geschätzt und gewürdigt. Wechseljahrsbeschwerden stellen eine Art Beförderung dar, denn jeder weiß nun, dass eine Frau jetzt nicht mehr körperlich fruchtbar ist, sondern geistige Fruchtbarkeit erlangt hat.

Reife Frauen besitzen in traditionellen Gesellschaften einen sehr hohen Stellenwert. Sie erhalten die Möglichkeit, sich mit spirituellen Fragen auseinanderzusetzen, nehmen die Großmutterrolle ein und werden für ihre Lebenserfahrung geschätzt. Mit Hilfe der Wechseljahre und der sich äußernden Wechseljahrsbeschwerden erklimmen diese Frauen eine neue Stufe auf der hierarchischen Leiter. Außerdem sind sie nach wie vor eingebunden in eine gut funktionierende Lebensgemeinschaft aus Jung und Alt. Ihr Wissen, aber auch ihr Können und ihre Erfahrungen werden dringend benötigt.

Dafür bleibt ihnen das Kindergebären – was sehr viel Kraft und Energie kostet – für den Rest ihres Lebens erspart.

Es ist eine große Ehre für diese Frauen, es im Leben bis hierher, also bis zu den Wechseljahren, geschafft zu haben. Ihr Leben hat sich erfüllt und ist aus einer gehobenen Sozialposition heraus weiterhin sinnvoll. Sie verstehen und empfinden ihre Wechseljahre als eine besondere Auszeichnung. Jede Hitzewallung zeigt ihnen, dass in ihnen eine neue Energie fließt, die sich als eine Art heilige Lebensglut äußert, um Kraft zu haben, die Enkel mitzuversorgen und den jungen Frauen beratend zur Seite zu stehen.

Die Perspektive verändern

Was hindert Sie daran, an das Frauenbild der traditionellen Gesellschaften anzuknüpfen? Wer redet Ihnen ein, dass die Wechseljahre und ihre Beschwerden fürchterlich sind und Sie jede Hitzewallung und eine verkürzte Nachtruhe fürchten müssen? Wer gibt Ihnen zu verstehen, dass ein glattes Gesicht mehr wert ist als Ihre innere Ausstrahlung und Ihr selbstsicheres Auftreten? Wer suggeriert Ihnen, dass Sie alt und hässlich werden und leiden müssen und Ihre neue Empfindsamkeit mit Füßen treten sollen, nur um gut funktionieren zu können?

Lieben Sie sich selbst!

Stehen Sie zu Ihrem Leben und den Veränderungen Ihres Lebens!

Versuchen Sie, Ihre Wechseljahre anders wahrzunehmen und sich selbst anders wahrzunehmen!

Niemand hat das Recht, Ihnen zu sagen, dass Sie sich Ihrer Hitzewallungen schämen sollten oder sie als unfein oder lästig empfinden müssen. Sie entscheiden ganz allein, ob Sie unter Ihren Wechseljahren leiden oder nicht.

Aber um nicht leiden zu müssen, bedarf es positiver Vorschläge und Vorstellungen. Denn nur so können Sie Ihre Perspektive verändern und ein neues Selbstbild kreieren. Das ist hauptsächlich eine Sache Ihrer inneren Einstellung, Ihrer Geisteshaltung.

Nehmen wir das Beispiel der Hitzewallungen, unter denen sehr viele Frauen leiden. Als Reiki- und Yoga-Lehrerin arbeite ich überwiegend energetisch. Das heißt, dass ich Patienten die Hände auflege und Energieübungen anleite. Oft werde ich während einer Behandlung von Hitzewallungen überschwemmt. Und das schon seit Jahren, unabhängig von den Wechseljahren. Hitzewallungen sind nämlich immer auch ein Ausdruck hoher energetischer Aktivität. Energie wird frei und durchströmt den ganzen Körper. Oft ist diese Energie mit Hitze und Schwitzen verbunden. Nach der Behandlung muss ich mich dann erst einmal umziehen. Die Hitzewallung selbst empfinde ich aber als positiven Effekt: Ich freue mich regelrecht, weil ich dann weiß, dass jetzt wirklich eine Menge Energie fließt und ich als Energiekanal dienen kann. Für mich persönlich sind Hitzewallungen also immer etwas Gutes und Schönes und mit Kraft und Stärke verbunden.

Vielleicht gelingt es Ihnen auch, Ihre Beschwerden einmal aus einem ganz anderen Blickwinkel zu betrachten.

Der weibliche Zyklus und die Wechseljahre

Kommt ein Mädchen zur Welt, so sind in ihren Eierstöcken zwischen 100 000 und 400 000 Eizellen angelegt. Verschiedene Hormone sorgen ab der Pubertät dafür, dass jeden Monat eine oder sogar mehrere dieser Eizellen heranreifen und der monatliche Zyklus in Gang bleibt.

Die Steuerungshormone FSH (follikelstimulierendes Hormon) und LH (luteinisierendes Hormon zur Eisprungförderung) werden von der Hypophyse erzeugt, der Hirnanhangdrüse. Sie koordiniert das gesamte endokrine Drüsensystem und ist hauptsächlich dafür verantwortlich, weibliche Hormone zur Ausschüttung anzuregen. Das FSH sorgt dafür, dass die Eierstöcke genügend Östrogen (das weibliche Sexualhormon) produzieren. Parallel dazu wird die Gebärmutterschleimhaut optimal aufgebaut, um ein eventuell befruchtetes Ei aufnehmen zu können.

Nach dem Eisprung steigt die Produktion von Progesteron (Gelbkörperhormon) in den Eierstöcken. Der Körper bereitet sich auf eine mögliche Schwangerschaft vor. Kommt es zu keiner Einnistung einer befruchteten Eizelle, setzt die Monatsblutung ein. Dieser Vorgang wiederholt sich jeden Monat.

Allmählich aber sinkt die zur Verfügung stehende Anzahl der Eizellen insgesamt, sodass es nicht mehr jeden Monat zu einem Eisprung kommt. Der Körper versucht nun, dieser Entwicklung entgegenzuwirken und vermehrt FSH auszuschütten, um noch einmal die Eireifung und Östrogenbildung anzuregen. Da aber die zur Verfügung stehende Anzahl der Eizellen abnimmt, reduzieren die Eierstöcke ihre Tätigkeit immer mehr und stellen sie allmählich ganz ein. Der FSH-Spiegel bleibt hoch, der Östrogenspiegel sinkt dafür kontinuierlich, bis schließlich Eisprung und Monatsblutung ganz ausbleiben.

Wechseljahre kommen nicht über Nacht

Wechseljahre sind kein einmaliges Ereignis, sondern ein sich langsam vollziehender Prozess, der über viele Jahre gehen kann. Bei manchen Frauen ist der Vorrat an Eizellen schon in frühen Jahren aufgebraucht, sodass die Wechseljahre schon mit Mitte Dreißig beginnen. Andere Frauen erleben bis zum 55. Lebensjahr noch Eisprünge und verlieren erst dann ihre Monatsblutung. Diese große Altersspanne ist ganz individuell und hängt vor allem mit genetischen Faktoren zusammen. Wenn Ihre Mutter zum Beispiel

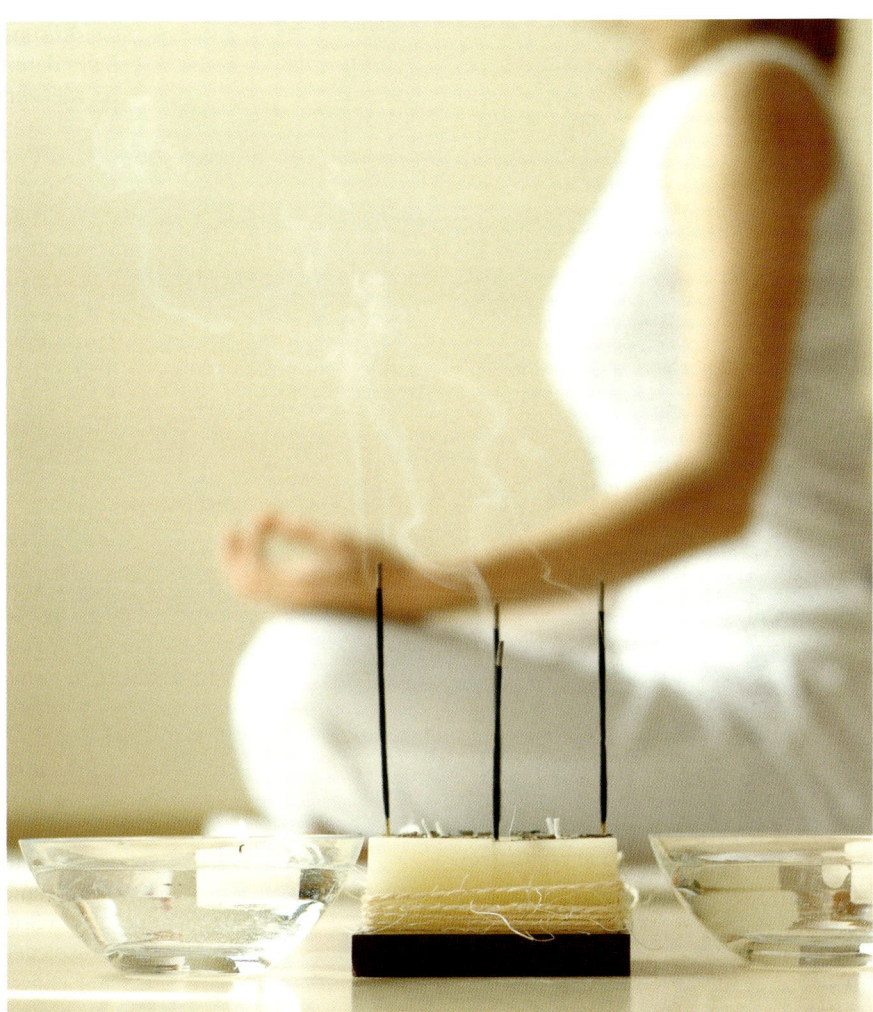

Nur Sie können Ihre Perspektive verändern und ein neues Selbstbild kreieren.

sehr früh in die Wechseljahre gekommen ist, so könnte dies bei Ihnen genauso sein.

Je früher eine Frau ihre erste Monatsblutung erlebte, desto später wird sie mit aller Wahrscheinlichkeit ihre letzte Blutung erleben. Das Durchschnittsalter für die letzte Blutung liegt bei ungefähr 50 Jahren.

Die Phase der hormonellen Umstellung erstreckt sich also über mehrere Jahre. Die damit verbundenen Hormonverschiebungen sorgen dann dafür, dass die Abstände der Zyklen immer unregelmäßiger werden. Sie können länger oder kürzer werden und mit oder ohne Eisprung verlaufen. Schon ab dem 40. Lebensjahr werden die Zyklen unregelmäßig. Bei etwa 10 Prozent aller Frauen tritt die letzte Monatsblutung bereits vor dem 45. Lebensjahr auf, was als verfrühte Menopause bezeichnet wird und auf früh erschöpfte Eierstöcke und aufgebrauchte Eizellen hinweist.

Während der Phase der unregelmäßigen Eisprünge bilden die Eierstöcke ganz unterschiedliche Hormonmengen. Manchmal wird zu wenig oder gar kein Progesteron gebildet, manchmal zu viel. Dasselbe gilt für die Östrogenproduktion, sodass im Körper ein gewisses „hormonelles Chaos" vorherrscht.

Einen besonderen Meilenstein stellt dann das tatsächliche Ausbleiben der Periode dar. Doch bis dahin erstrecken sich viele Jahre, in denen die hormonelle Umstellung stattfindet und innerhalb derer sich das Verhältnis der unterschiedlichen Hormone untereinander verändert. Die im Gehirn freigesetzte Menge an Steuerungshormonen (FSH und LH) steigt an, weil die Eierstöcke auf den Regelungsreiz immer weniger reagieren. Ein hoher FSH- und LH-Spiegel ist dann zum Beispiel auch für die Hitzewallungen verantwortlich.

Hinzukommt, dass im Laufe der Wechseljahre vermehrt Prolaktin (unterstützt das Wachstum des Milchdrüsengewebes und ist für die Milchproduktion zuständig) ausgeschüttet wird. Prolaktin drosselt die Hormonbildung in den Eierstöcken. So beeinflussen sich die Hormone gegenseitig, ebenso wie eine Über- oder Unterfunktion der Schilddrüse, was zu Zyklusstörungen führt.

Von der Prämenopause (die Anfangszeit des Wechsels) bis hin zur Postmenopause (die Zeit nach den Wechseljahren) vergehen in der Regel zwischen drei oder vier Jahre. Aber auch diese Zeitspanne variiert individuell und kann entweder kürzer oder länger sein. Erst danach kommt es zu einem neuen hormonellen Gleichgewicht.

Wechseljahre und Lebensrhythmus

Zeiten der körperlichen und geistig-seelischen Veränderung sorgen zunächst einmal für ein Ungleichgewicht im Leben. Mit Leib und Seele müssen Sie nun versuchen, wieder ins Gleichgewicht zu kommen und einen neuen Lebensrhythmus zu finden. Dazu ist ein wenig Zeit und auch Ausdauer nötig, schließlich reagieren Leib und Seele mit Missstimmungen und manchmal auch mit Beschwerden.

Viele Frauen, die ein aktives, selbstbewusstes und erfülltes Leben führen, fühlen sich durch die körperlichen und seelischen Veränderungen nur wenig beeinträchtigt, andere leiden sehr stark. Es kann auch sein, dass Sie nur mit einer oder zwei Beschwerden zu tun haben und sich ansonsten wohl und gesund fühlen. Dies hängt natürlich auch stark von Ihrer sonstigen Lebenssituation ab, manchmal sogar vom Wetter und den Jahreszeiten. Es gibt im Leben eben stets schöne und weniger schöne Tage, und kein Mensch ist jeden Tag gleich gut gelaunt, ausgeglichen und frei von Beschwerden. Persönliche Schwankungen begleiten deshalb auch die Phase der Wechseljahre und gehören zum menschlichen Dasein unabhängig von Alter, Geschlecht und jeglicher hormoneller Situation.

Faktoren, die Wechseljahrsbeschwerden begünstigen:
- Rauchen: Raucherinnen haben einen niedrigeren Östrogenspiegel
- sitzende Lebensweise: Bewegung unterstützt die Hormonproduktion und sorgt darüber hinaus dafür, dass sogenannte „Glückshormone" ausgeschüttet werden können
- einseitige Ernährung: Es fehlen Vitalstoffe, um Mangelerscheinungen auszugleichen
- übermäßiger Konsum von Alkohol, Drogen, Kaffee oder Schwarztee
- Untergewicht und zu intensives Körpertraining: Das Verhältnis von Fettgewebe und Muskelgewebe gerät aus dem Gleichgewicht, der Körper reagiert darauf mit Reduktion der Östrogenerzeugung
- starker emotionaler und körperlicher Stress

Wechseljahre sind keine Krankheit

Wechseljahre haben nichts mit Krankheit zu tun, sondern zeigen an, dass sich der Körper einen anderen Lebensrhythmus sucht und mit Schwankungen reagiert, bis er sich auf einem neuen „Level" eingependelt hat und alles wieder stimmig und im Einklang ist.

Normalerweise ist der weibliche Körper sehr wohl in der Lage, den Rückgang der Hormone selbstständig auszugleichen. Wechseljahresbeschwerden entstehen erst durch die hormonellen Schwankungen und hören dann auf, wenn ein neuer Status erreicht ist. Diese Schwankungen sind es also, die Ihnen über einige Jahre hinweg Beschwerden machen. Nur bedingt ist der auftretende Östrogenmangel für Beschwerden zuständig. Dies gilt vor allem für alle Rhythmusbeschwerden, auch vegetative Beschwerden genannt (siehe folgendes Kapitel), die keine organischen Ursachen haben und deshalb „Schwankungsbeschwerden" sind.

Ein typischer Östrogenmangel im Blut ist hingegen für den kontinuierlichen Abbau der Knochensubstanz zuständig, was eine schleichende Osteoporose begünstigt. Ebenso negativ wirkt sich ein niedriger Östrogenspiegel auf die Entstehung von Gefäßverkalkungen aus, was zu einer Zunahme von Herz-Kreislauf-Erkrankungen führen kann und oftmals auch mit einem Anstieg der Blutfettwerte einhergeht.

Für Leib und Seele ist es anstrengend, das ständige Auf und Ab der Hormone auszugleichen. Je sanfter und natürlicher der Hormonrückgang vonstatten geht, desto weniger Beschwerden verursacht er. Und je weniger Ausgleich in Ihrem Leben stattfindet, desto heftiger sind die hormonellen Schwankungen – die sich von Tag zu Tag, manchmal sogar von Stunde zu Stunde verändern können – zu verkraften.

Wechseljahrsbeschwerden sind deshalb eine Kombination aus Rhythmusbeschwerden und Östrogenmangelbeschwerden: Es fehlt die Gleichmäßigkeit des bisher gewohnten Zyklus und es mangelt an körpereigenem Östrogen.

Merke: Je bewusster Sie die Wechseljahre als Chance begreifen, desto weniger Beschwerden werden Sie subjektiv wahrnehmen! Stress und anstrengende Lebenssituationen sowie Krisen und Krankheiten verstärken wechseljahrsbedingte Symptome.

Wie die Wechseljahre auf Leib und Seele wirken

Der folgende Überblick erklärt die gängigsten Wechseljahrsbeschwerden, unterteilt in Rhythmusbeschwerden und überwiegend Östrogenmangelbeschwerden.

Rhythmusbeschwerden

Rhythmusbeschwerden können sein:
- Hitzewallungen: vermehrtes Schwitzen mit starken Hitzegefühlen, gefolgt von Frieren
- Herzrasen und Schwindelgefühl: plötzlich auftretendes Herzrasen, Schwindel, manchmal auch Herzstolpern, oftmals verbunden mit Angstgefühlen oder einer Hitzewallung
- Schlafstörungen: Einschlaf- und Durchschlafschwierigkeiten, dadurch vermehrte Tagesmüdigkeit
- depressive Verstimmungen: grundlose Traurigkeit, Antriebsschwäche, Gefühle von Sinnlosigkeit, Über- oder Unterforderung
- Reizbarkeit, Ängstlichkeit, schlechte Laune: Die Nerven sind angespannt, es kann zu Panikattacken oder Angstreaktionen kommen, Wut und Frustgefühle können verstärkt auftreten.

Östrogenmangelbeschwerden

Der Hormonrückgang kann folgende Auswirkungen haben:
- Schleimhaut: Die Scheide wird trockener, verkürzt sich und verliert an Elastizität. Es kann zu Juckreiz und Brennen kommen, vor allem beim Sex.
- Bindegewebe, Haut und Haare: Die Haut wird faltiger, neigt zu Pigmentflecken, wird trockener und empfindlicher und verliert ihre Fähigkeit, Feuchtigkeit zu speichern. Die Haare werden dünner, manchmal auch weniger.
- Gewicht und Figur: Der Stoffwechsel verlangsamt sich, das Gewicht erhöht sich, wenn nicht durch Ausdauersport

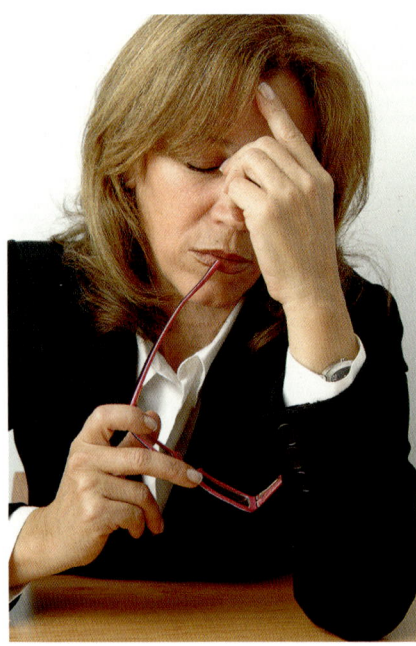

Stress und Krisen verstärken wechseljahresbedingte Beschwerden.

und maßvolle Ernährung gegengesteuert wird.
- Muskeln und Knochen allgemein: Die Muskeln verlieren an Spannkraft, der Muskeltonus verringert sich, wenn nicht durch Krafttraining entgegengewirkt wird. Die Knochensubstanz verringert sich.
- Beckenbodenmuskulatur insbesondere: Es kann vermehrt zu Harninkontinenzbeschwerden kommen, da sich der Muskeltonus des Beckenbodens verringert, wenn nicht gezieltes Beckenbodentraining gemacht wird.
- Gelenke: Es kommt zu vermehrten Gelenksbeschwerden oder rheumaähnlichen Schüben.
- Gefäße: Ablagerungen an den Gefäßwänden bilden sich (Östrogen wirkt gefäßerweiternd), wenn die Ernährung nicht fettreduziert wird und mit Bewegung gegengesteuert wird.

Hormon-Ersatztherapie und alternative Anwendungen

Die Übungen meines Yoga-Programms wirken auf Leib und Seele während und nach den Wechseljahren nachweislich positiv. Dennoch kann es sein, dass Sie sich in einer stressigen Lebensphase befinden und unter wechseljahrsbedingten Symptomen leiden, die Ihnen so sehr zu schaffen machen, dass Sie zusätzliche Hilfe benötigen.

In diesem Buch finden Sie noch einige Tipps zur Selbsthilfe. Dazu gehören Massagen, Pflanzen für die Wechseljahre, Schüßler-Salze, Bachblüten und homöopathische Mittel. Alle diese „sanften Methoden" tragen zu Ihrem Wohlbefinden bei. Doch unter Umständen dauert es einige Zeit (mitunter manchmal bis zu sechs Monaten), bis eine deutliche Verbesserung eintritt.

Sollten Sie sich permanent schlecht fühlen, gereizt sein, nicht mehr schlafen können und unter einigen wechseljahrsbedingten Symptomen so sehr leiden, dass es Ihnen Lebensqualität raubt, dann wenden Sie sich bitte umgehend an Ihren Frauenarzt oder Ihre Frauenärztin.

Eine schwach dosierte Hormon-Ersatztherapie kann ziemlich schnell Linderung verschaffen. Die Möglichkeiten dafür sind heutzutage sehr vielseitig und werden individuell auf Sie abgestimmt. Jede Frau wird also individuell beraten und therapiert, um das richtige Mittel und die richtige Dosierung herauszufinden. Von hohen Dosierungen – wie sie zu früheren Zeiten üblich waren – ist die

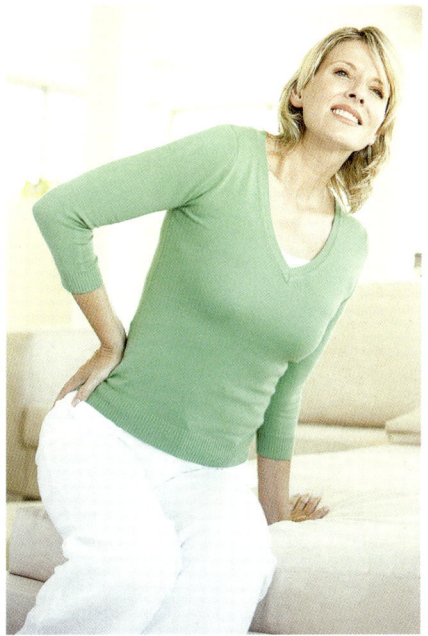

Die Übungen des Yoga wirken positiv bei Gelenkbeschwerden.

Medizin ganz abgekommen. Nur noch bei starkem Leidensdruck werden Hormone verschrieben, und dann in einer ganz geringen Dosis.

Frauen, die ihre Gebärmutter noch besitzen, sollten zum Schutz vor Gebärmutterkörperkrebs nicht nur reine Östrogene zu sich nehmen. Gaben von Progesteron werden zusätzlich oder kombiniert mit Östrogen verabreicht. Bei Frauen, denen die Gebärmutter entfernt wurde, entfallen diese Gelbkörperhormone. Wurden einer Frau die Eierstöcke entfernt, fehlen männliche Hormone. Diese sollten ebenfalls verabreicht werden, da sie wichtiger Bestandteil der sexuellen Lust sind.

Bei sehr trockener Scheide, Wundsein und Verlust an Elastizität hilft ein geeignetes Gel, das vor der sexuellen Begegnung angewandt wird. Bei sehr starken Beschwerden kann Ihnen Ihr Arzt beziehungsweise Ihre Ärztin eine östrogenhaltige Vaginalcreme verschreiben.

Arten der Hormongabe

Man kann Hormone gegen Wechseljahrsbeschwerden in vier Formen zuführen:

1 Hormone, die einmal im Monat per Spritze injiziert werden. Sie halten einen Monat lang den Hormonspiegel auf einem ausreichend hohen Niveau und sinken erst nach Beendigung der vier Wochen ab, sodass eine neue Spritze fällig wird. Progesteron muss zusätzlich zugeführt werden, da die Hormonspritzen reine Östrogenspritzen sind.

2 Hormontabletten werden geschluckt und geben über einen kurzen Zeitraum eine ausreichende Hormonmenge ab, die dann aber auch schnell wieder absinkt. Leidet eine Frau zum Beispiel verstärkt unter nächtlichen Schweißausbrüchen, sollte sie die Hormone abends vor dem Schlafengehen einnehmen, da der Hormonspiegel nach dem Schlucken am höchsten ist und sich dann allmählich abbaut. Hormontabletten sollten täglich eingenommen werden und sind in verschiedenen Dosierungen erhältlich. Sie können als reine Östrogenpräparate oder als Kombipräparate (Östrogen und Progesteron) zugeführt werden.

3 Hormonpflaster wirken durch die Haut, umgehen den Magen und geben zunächst auch eine größere Hormonmenge ab, die dann über drei bis vier Tage gleich hoch ist. Erst am Ende dieser drei oder vier Tage sinkt der Hormonspiegel, sodass ein neues Pflaster aufgeklebt werden muss. Die Pflaster werden meistens auf das Kreuzbein geklebt, sind aber in der Sauna sichtbar und lösen sich unter Umständen bei unsachgemäßer Behandlung ab. Die Hormonpflaster sind als reine Östrogenpflaster oder als Kombipräparate erhältlich.

4 Mit einem Hormon-Gel können Sie immer wieder nachcremen. Das Gel muss dabei einige Minuten lang in die Haut einziehen. Die Hormonmenge wird sehr schnell über die Haut freigegeben, baut sich aber auch rasch wieder ab. Der Hormonspiegel ist also direkt nach dem Cremen am höchsten und sinkt dann stetig. Das Gel erlaubt Ihnen, dem Körper ganz niedrig dosierte Hormonmengen zuzuführen. Zusätzlich muss Progesteron eingenommen werden, wenn Sie Ihre Gebärmutter noch haben.

Wie Sie in den Wechseljahren von Yoga profitieren

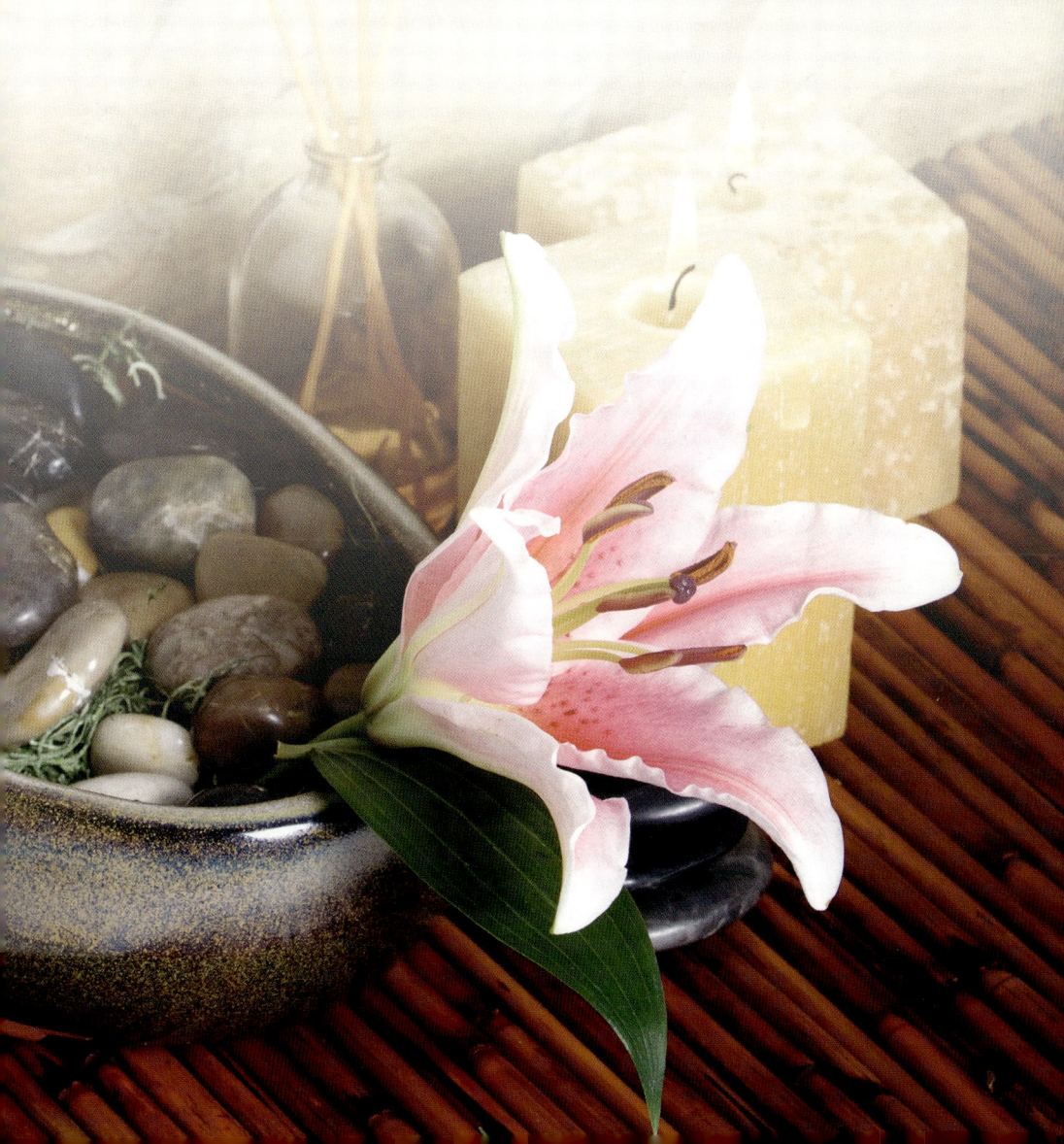

Die Übungen des Yoga-Programms beeinträchtigen schulmedizinische Maßnahmen oder Anwendungen aus der alternativen Medizin keineswegs! Im Gegenteil: Sie ergänzen sich wunderbar und sorgen für mehr Gleichgewicht und Harmonie von Körper, Geist und Seele.

Es ist wenig sinnvoll, die Hormon-Ersatztherapie zu verurteilen. Sie leistet immer noch gute Dienste, wenn wechseljahrsbedingte Beschwerden auf andere Weise nicht zu lindern sind.

Andererseits können die Yoga-Übungen keine Wirkung zeigen, wenn Sie an schlechten Gewohnheiten festhalten (wie zum Beispiel dem Rauchen), sich vitalstoffarm ernähren und nicht bereit sind, aktiv Ihr Leben so zu gestalten, dass Sie sich rundherum wohlfühlen können. Dazu gehört auch, dass Sie neue Wege suchen, die Ihnen mehr Gelassenheit und Lebensfreude schenken und dazu beitragen, dass ein stressiger Alltag zur Vergangenheit gehört.

Die Chakren und ihre Bedeutung

Im Yoga und im Ayurveda ist immer wieder die Rede von verschiedenen Chakren. Dieser Begriff stammt aus dem Sanskrit und bedeutet so viel wie „Wirbel" oder „Rad".

Chakren stellen energetische Zentren dar. Dort sammelt sich die individuelle Lebensenergie, die in kreisenden Bewegungen wie ein Wirbel oder ein sich drehendes Rad den Körper durchfließt. Diese energetischen Vitalitäts- und Kraftzentren umgeben das menschliche elektromagnetische Feld, wirken auf den menschlichen Körper ein und unterstützen körperliche Funktionen.

Chakren sind am Körper lokalisierbar. Aus der klassischen ayurvedischen Gesundheitslehre heraus sind sie in sieben Hauptchakren eingeteilt. Die Aktivierung der Chakren sorgt dafür, mehr Energie im Alltag zur Verfügung zu haben. Chakren-Aktivierung ist demnach auch mit einer hormonellen Stimulation verbunden und unterstützt die Ausschüttung körpereigener Hormone oder reguliert ein aus dem Gleichgewicht gebrachtes hormonelles System.

Das Praktizieren der Yoga-Übungen sorgt dafür, dass alle energetischen Vitalitätszentren optimal einsatzbereit sind und die Gesunderhaltung des Menschen unterstützen. Zusätzlich zu den Yoga-Übungen ist es jederzeit möglich, die Chakren durch Massage, Einreibungen und Handauflegen zu stärken. Über die sieben Hauptchakren finden Sie im Folgenden einen kurzen Überblick.

Die sieben Hauptchakren

1. Das Wurzel-Chakra (Muladhara-Chakra)

Dieses Chakra befindet sich zwischen Steißbein und Beckenboden und es umfasst den gesamten Dammbereich zwischen den Beinen. Es bildet die Basis und die Wurzel – daher sein Name – für das gesamte Energiesystem des Menschen.

Dieses Chakra beeinflusst die Funktionen des Beckenbodens, des Dickdarms, des Enddarms, der Knochen, des Steißbeins, der Beine und Füße. Vitalitätsstörungen in diesem Bereich führen oftmals zu Darmproblemen, Verstopfung, Ischiasbeschwerden, Knochenerkrankungen, Blutarmut, Kreuzschmerzen, Beckenbodenschwäche und Inkonti-

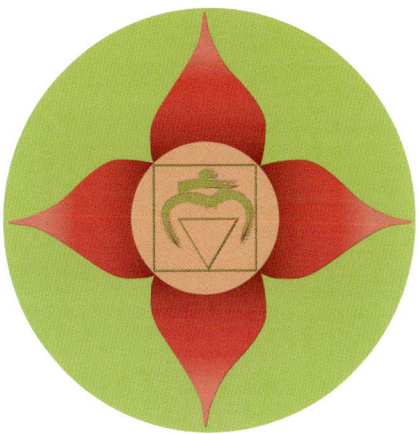

Wurzel-Chakra
(Muladhara-Chakra)

Sexual-Chakra
(Sakral-Chakra oder Svadhisthana-Chakra)

nenz, Krampfadern, Blasen- und Nierenproblemen und Prostataleiden.

Dieses Chakra sorgt außerdem dafür, die individuelle Prana-Energie, die Lebensenergie, zu steuern. Ihm werden die Nebennieren zugeordnet, die eine zentrale Rolle im weiblichen hormonellen Gleichgewicht spielen und dazu beitragen, die körpereigene Kortisolbildung und Adrenalin- und Noradrenalinbildung zu steuern. Somit wird nicht nur die Allergieempfindlichkeit, sondern auch die Belastbarkeit gegenüber Stress beeinflusst. Die Yoga-Übungen tragen dazu bei, die Lebensenergie zu aktivieren, für Vitalität im Alltag zu sorgen und stressigen Situationen gewachsen zu sein.

Das zugehörige Mantra ist das LAM. Der dazugehörige Vokal ist das U.

2. Das Sexual-Chakra (auch Sakral-Chakra oder Svadhisthana-Chakra)

Dieses Chakra befindet sich sowohl auf der Körperrückseite in der Kreuzbeingegend als auch nach vorne gerichtet im Bereich der Geschlechtsorgane, oberhalb des Schambeins. Es beeinflusst den gesamten Beckenraum mit den Geschlechts- und Unterleibsorganen, das Kreuzbein, die Nieren und die Blase sowie den Blutkreislauf.

Körperliche Störungen zeigen sich mit Menstruationsbeschwerden, Prostataerkrankungen, Harnwegsinfektionen, Impotenz und Frigidität, Unfruchtbarkeit und Erkrankungen von Blut und Lymphe.

Diesem Chakra werden im Yoga die Eierstöcke zugeordnet, die es zu reaktivieren gilt. Die Yoga-Übungen wirken auf die Eierstöcke ein und sorgen dafür, weibliche Fruchtbarkeitshormone zu aktivieren.

Das zugehörige Mantra ist das VAM, der zugehörige Vokal das geschlossene O (kurz gesprochen wie im Wort „Horn").

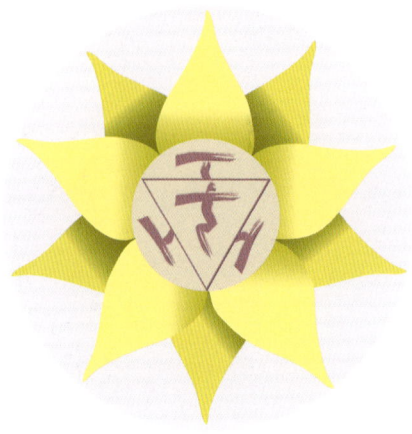
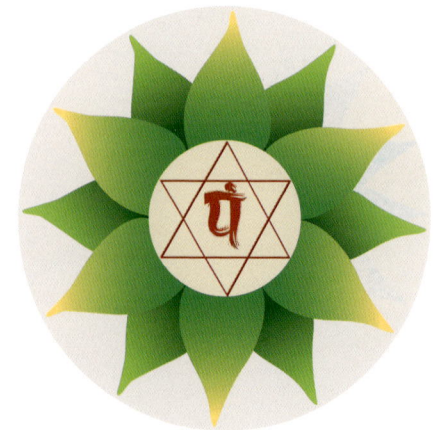

Solarplexus-Chakra
(Manipura-Chakra)

Herz-Chakra
(Anahata-Chakra)

3. Das Solarplexus-Chakra (Manipura-Chakra)

Dieses Chakra befindet sich direkt oberhalb des Nabels und zwischen dem ersten Lendenwirbel und dem zwölften Brustwirbel und beeinflusst Bauchspeicheldrüse, Magen, Gallenblase, Leber, Milz, Dünndarm, Bauchhöhle und vegetatives Nervensystem.

Körperliche Störungen verursachen Magenbeschwerden, Erkrankungen von Leber, Milz und Bauchspeicheldrüse, Verdauungsstörungen, Rückenschmerzen im Lendenwirbelbereich, Nervenerkrankungen, Diabetes, Übergewicht und Arthritis.

Zu diesem Chakra gehört die Bauchspeicheldrüse. Die Bauchspeicheldrüse spielt zwar im Yoga für die Wechseljahre nur eine untergeordnete Rolle, trägt aber dazu bei, dass die Verdauungsarbeit des Körpers optimal funktionieren kann. Sie stellt Verdauungsenzyme bereit, bildet Insulin und reguliert die Verarbeitung von Kohlenhydraten, Eiweißen und Fetten.

Das Mantra dieses Chakras ist das RAM, der zugehörige Vokal das offene O.

4. Das Herz-Chakra (Anahata-Chakra)

Dieses Chakra befindet sich in Herzhöhe in der Mitte der Brust am Brustbein entlang und an der Brustwirbelsäule auf dem Rücken. Es beeinflusst Herz, Lunge, Kreislauf, Blut, Haut, Hände, Arme, die obere Rückenpartie, den Brustkorb und die Bronchien.

Störungen äußern sich mit Herz-Kreislaufbeschwerden, Blutdruckproblemen, Lungenerkrankungen, Allergien, Erkältungen, Rückenschmerzen im Brustwirbelbereich und Schulterschmerzen.

Diesem Chakra wird die Thymusdrüse zugeordnet, die für die Immunabwehr zuständig ist.

Das zugehörige Mantra ist das YAM, der zugehörige Vokal das A.

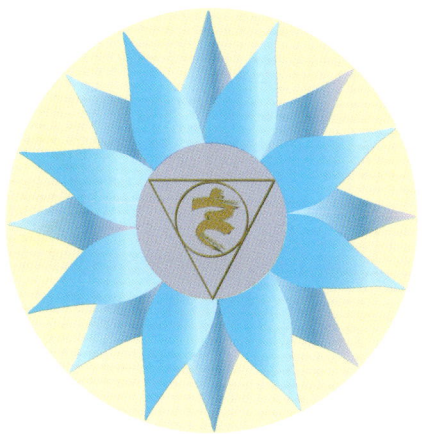
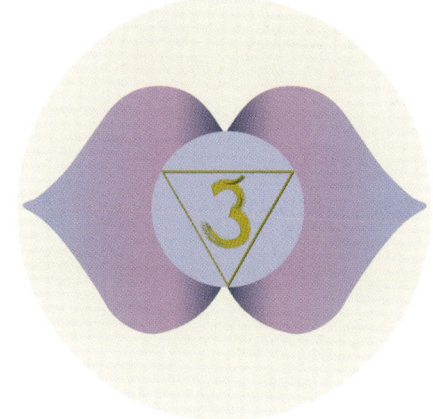

Hals- oder Kehl-Chakra
(Vishuddha-Chakra)

Stirn-Chakra
(Ajna-Chakra)

5. Das Hals- oder Kehl-Chakra (Vishuddha-Chakra)

Dieses Chakra befindet sich im Kehlkopfbereich und direkt über der Halswirbelsäule. Es beeinflusst Hals, Kiefer, Kehlkopf, Speiseröhre, Atmung, Stimme, Halswirbelsäule, Nacken und Schultern und das Gehör.

Störungen zeigen sich mit Halsschmerzen, Mandelentzündungen, Zahn- und Zahnfleischerkrankungen, Beschwerden im Bereich der Halswirbelsäule, Nacken- und Schulterschmerzen, Schilddrüsenproblemen, Sprachstörungen und Problemen rund ums Ohr.

Die Schilddrüse, die zu diesem Chakra gehört, trägt wesentlich dazu bei, die hormonelle Funktionsfähigkeit zu erhalten, und wird durch die Yoga-Übungen aktiviert.

Das Mantra dieses Chakras ist das HAM, der zugehörige Vokal ist das E.

6. Das Stirn-Chakra (auch drittes Auge oder Ajna-Chakra)

Dieses Chakra befindet sich zwischen den Augenbrauen bis hinauf zur Mitte der Stirn und entsprechend am Hinterkopf. Es beeinflusst das Gesicht, das Kleinhirn, Augen, Ohren, Nase, Nebenhöhlen, das Hormon- und das Nervensystem.

Störungen zeigen sich mit Kopfschmerzen, Gehirnerkrankungen, Augenleiden, Sehschwäche, Hörschwäche, Nebenhöhlenentzündungen und Erkrankungen des Nervensystems.

Zu diesem Chakra gehört die Hypophyse (Hirnanhangdrüse), die weibliche Hormone zur Ausschüttung anregt. Die Yoga-Übungen beeinflussen die Funktionsweise der Hypophyse auf positive Weise.

Das Mantra dieses Chakras ist das OM, der zugehörige Vokal ist das I.

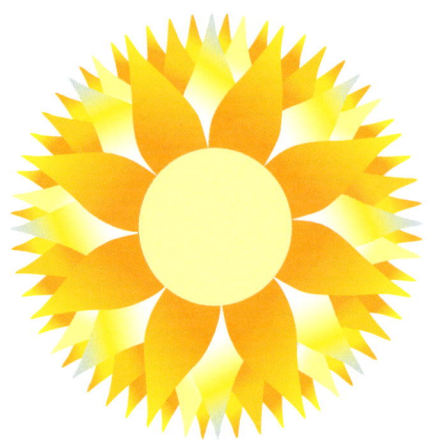

Scheitel- oder Kronen-Chakra
(Sahasrara-Chakra)

7. Das Scheitel- oder Kronen-Chakra (Sahasrara-Chakra)

Dieses Chakra befindet sich in der Mitte des Schädeldachs, am Scheitelpunkt des Kopfes. Es beeinflusst das Mittelhirn, die Augen und zum Teil auch den gesamten Organismus.

Störungen zeigen sich mit chronischen Kopfschmerzen und Migräne, Nervenleiden, Lähmungen, Krebserkrankungen, Multipler Sklerose, chronischen Erkrankungen und Geisteskrankheiten.

Das zugehörige Mantra ist das OM, der zugehörige Vokal ist das M (im Sanskrit zählt das M wie ein Vokal und stellt die Vibration dar, das lebendige Schwingen aller Zellen).

Prana – die Lebensenergie während der Wechseljahre

Im Yoga wird die menschliche Lebensenergie nicht alleine dem grobstofflichen Körper und seinen Funktionen zugeordnet. Prana – als Essenz aller Energieformen – durchzieht den Körper und das energetische Feld um den Körper herum (die Aura) auf eine sehr lebendige, schwingende Art und Weise. Während der Wechseljahre kommt es allerdings zu Rhythmusverschiebungen und zu einer Verlangsamung bestimmter Funktionen im Körper. Die Schwingungsfrequenz der Lebensenergie wirkt dabei wie gedrosselt: Die Kraft lässt nach, der Körper wird trockener, schlaffer, erschöpfter – die gesamte Lebensenergie stagniert erst einmal, bis sich ein neuer Stellenwert und eine neue Ebene im Leben gefunden hat. Dazu gehören auch ein neues Selbstbewusstsein, neue Ziele und Träume und die Gewissheit, dass sich die weibliche Kraft neue Wege der Erfüllung suchen muss.

Die Übungen des Yoga für die Wechseljahre nehmen Einfluss auf die fließende Lebensenergie. Dabei wirken die Übungen wie eine Art Rohrreiniger, um „verstopfte Energiekanäle" zu befreien und Prana wieder frei fließen zu lassen. Viele der Yoga-Übungen zielen also ganz bewusst auf eine Aktivierung von Prana ab. Ganz besonderen Einfluss nehmen dabei die Atemübungen, die nicht umsonst im Yoga „Pranayama" heißen.

Weitere Quellen, um die Lebensenergie (Prana) zu aktivieren und zum Fließen zu bringen, sind:
- bewusstes Atmen im Alltag, möglichst an der frischen Luft
- flotte Spaziergänge (Walking) an der frischen Luft
- genügend Schlaf
- gesunde Ernährung
- mindestens zwanzig Minuten täglich die Sonne genießen (stärkt zudem die Knochen, indem über die Haut das

wichtige Vitamin D_3 gebildet wird, das dafür sorgt, dass der Hauptbaustoff des Knochens, das Kalzium, optimal in den Knochen verwertet werden kann)
- sich an „pranareichen" Orten aufhalten (in der westlichen Tradition sind dies meist wunderschöne, energiereiche Kraftorte): in Wäldern und Wiesen, am Meer, an Seen, an Wasserfällen, an Bächen und Quellen, unter Obstbäumen, in Gärten und Parks (möglichst keine überfüllten Plätze!).

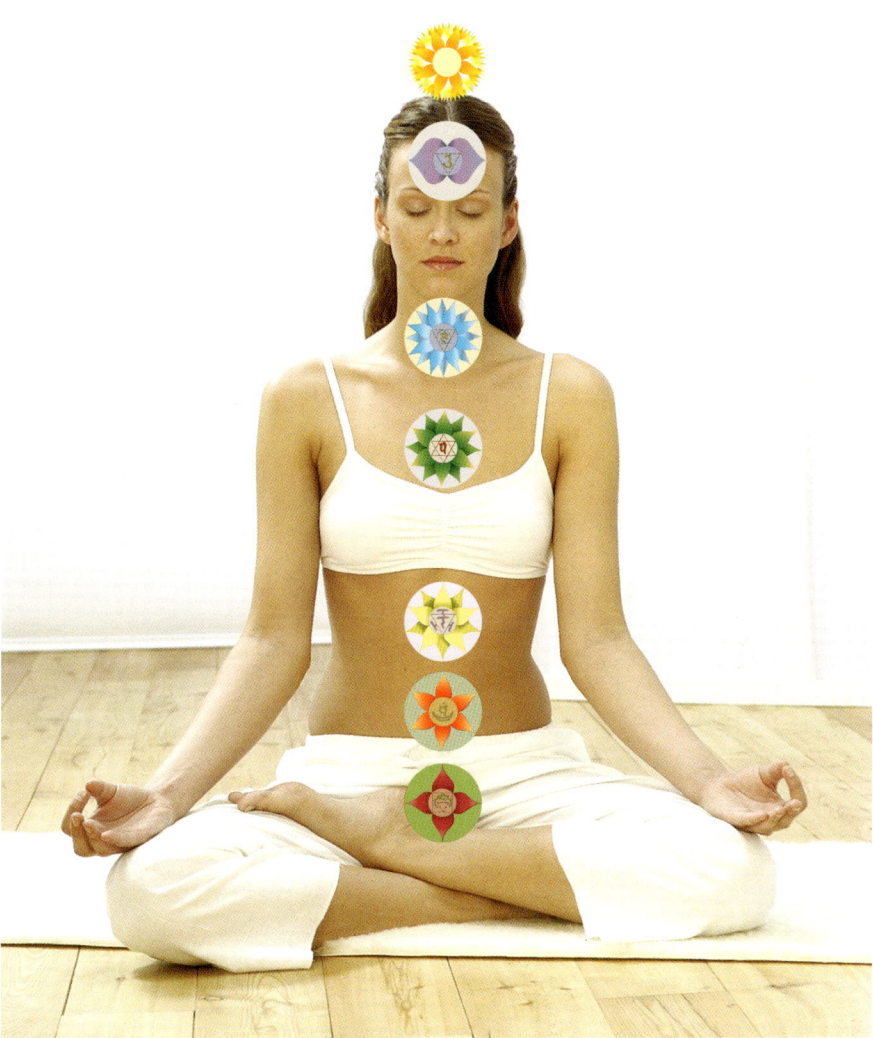

Viele Yoga-Übungen zielen bewusst auf die Aktivierung von Prana ab.

Die positive Wirkungsweise des Yoga für die Wechseljahre

Yoga für die Wechseljahre ist eine sinnvolle Weiterentwicklung der normalen Yoga-Praxis. Hierbei handelt es sich vor allem um eine wirkungsvolle Kombination aus statischen Yoga-Übungen (Asanas), wie sie zum Beispiel im Hatha-Yoga bekannt sind, und dynamischen Übungen, die eher aus dem Kundalini-Yoga stammen. Hinzu kommen unterstützende Atemübungen (Pranayama), die einen großen Teil des Yoga für die Wechseljahre darstellen, die inneren Organe massieren und das hormonelle System in Balance bringen. Kräftige Atemstöße werden dabei überwiegend eingesetzt. Sie gehören zu den „Feueratemübungen" und begleiten einige der körperlichen Übungen.

Entspannungsübungen, Verschlussübungen (Bandhas), Mudras (Fingeryogahaltungen), Mantras (gesprochene Worte, die sehr energetisierend wirken) und Meditationen runden das Yoga-Training ab. Ganz besonders widmen sich die Yoga-Übungen den wechseljahrsbedingten Beschwerden.

Alle Yoga-Übungen wirken gleichermaßen auf Leib und Seele. Sie wirken ausgleichend, beruhigend, aktivierend oder energetisierend und gleichen wechseljahrsbedingte Rhythmusstörungen aus. Ebenso aber stimulieren sie die

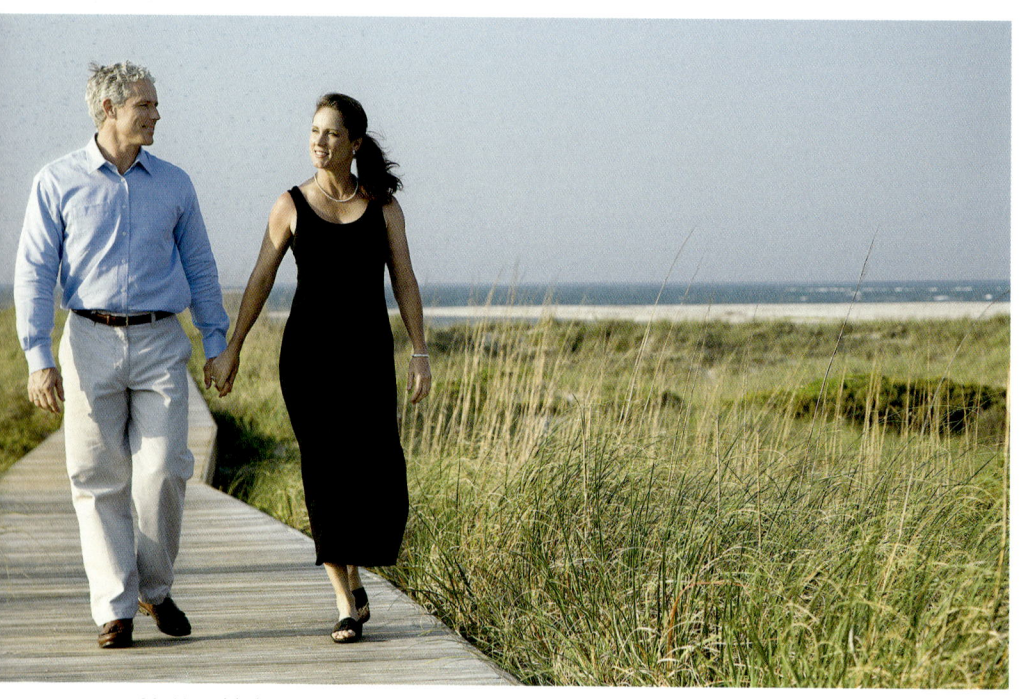

Mit Yoga bleiben Sie gelassener gegenüber Veränderungen und fühlen sich in jeder Lebenslage wohl.

Fruchtbarkeitsorgane sowie die endokrinen Drüsen und veranlassen den Körper, wenigstens eine geringe Menge an Östrogen auszuschütten.

Gleichzeitig baut Yoga Stresshormone ab. Seine beruhigende, entspannende Wirkung verringert den Adrenalinspiegel und gleicht den Kortisolspiegel aus. Darüber hinaus nehmen die Übungen positiven Einfluss auf den Stoffwechsel in allen Körperzellen. Sie zielen außerdem darauf ab, die geistige, innere Haltung bewusst zu machen, sich selbst zu lieben und anzunehmen und sorgsam mit sich und seinem Körper umzugehen. Eine liebevolle Achtsamkeit sich selbst und seiner Umwelt gegenüber ist ein Hauptziel jeglicher Yoga-Praxis.

Die Wirkungsweise des Yoga für die Wechseljahre im Überblick

Körperliche Aspekte	Seelische Aspekte	Geistige Aspekte
■ körperliche Harmonisierung und Entspannung ■ Abbau von stressbedingten körperlichen Reaktionen und Abbau von Stresshormonen ■ Anregung der Organfunktionen und körpereigenen Hormone und somit Ausgleich von Wechseljahrsbeschwerden, die durch den Mangel an Östrogen bedingt sind ■ Ausgleich bei rhythmusbedingten Wechseljahresbeschwerden (zum Beispiel Schlafstörungen) ■ Anregung aller Stoffwechselvorgänge und somit Vorbeugung gegen Übergewicht ■ Straffung des Körpergewebes (Hautstraffung und Abbau von Fettpolstern) ■ Verbesserung der Körperhaltung ■ Beweglichkeitsförderung und Abbau von Versteifungen, Arthrose (Gelenkproblemen) und Unbeweglichkeit (der Körper wird geschmeidiger) ■ positiver Einfluss auf das Herz-Kreislauf-System ■ positiver Einfluss auf den Muskel- und Knochenaufbau ■ Verstärkung der Körperwahrnehmung und des sinnlichen Empfindens	■ positiver Einfluss auf depressive Verstimmungen und Gereiztheit ■ bringt mehr Gelassenheit ins Leben ■ emotionaler Ausgleich und Harmonisierung aller Gefühle ■ Förderung von innerer Ruhe (wirkt gegen allzu viel Grübeln, Sorgen, Ängstlichkeit) ■ hilft, sich selbst zu lieben und zu respektieren ■ hilft, achtsam mit sich selbst umzugehen ■ fördert das Gefühl von Lebensfreude ■ stärkt Gefühle von Unabhängigkeit, Vitalität und innerer Stärke	■ verhilft zu mehr Bewusstheit ■ fördert kreatives Denken ■ erhöht das Merk- und Denkvermögen ■ hilft, die Gedanken zu sortieren und auf einen Punkt zu bringen ■ hilft, das Wesentliche zu erkennen und Prioritäten zu setzen ■ fördert das zielgerichtete Handeln ■ hilft beim gedanklichen Loslassen und bei der Neuorientierung

Auf diese Weise sorgt das Yoga dafür, mit den Wechseljahren besser zurechtzukommen, gelassener gegenüber seelischen und körperlichen Veränderungen zu bleiben und sich in jeder Lebenslage wohlzufühlen.

Die Elemente des Yoga für die Wechseljahre noch einmal zusammengefasst:

- Asanas (Körperhaltungen und dynamische Übungen)
- Pranayama (Atemübungen)
- Bandhas (Verschlussübungen)
- Mudras (Fingerhaltungen)
- Mantras (heilige Worte, Silben und Wörter)
- Entspannungsübungen
- Meditationen

Der Aufbau des Yoga-Programms

Das sinnvolle Yoga-Training ist eingeteilt in verschiedene Themenbereiche, die während und nach den Wechseljahren wichtig sind. Alle Disziplinen des Yoga-Programms wurden diesen Themenbereichen zugeordnet, sodass Sie sich sofort einem gewünschten Thema zuwenden können.

Der erste Themenbereich umfasst alle Herz-Kreislauf-Übungen. Diese Übungen stellen darüber hinaus die Aufwärmübungen dar und sollten an erster Stelle jeglicher Yoga-Praxis stehen, auch wenn Sie sich anschließend einem ganz anderen Thema zuwenden. Führen Sie deshalb zu Beginn der Übungen immer die Übungen des Herz-Kreislauf-Trainings aus!

Die Themenbereiche des Yoga-Programms

1 **Herz-Kreislauf-Training** (Aufwärmübungen): Diese Übungen wirken sich positiv auf das Herz-Kreislauf-System aus, fördern die Ausdauer, aktivieren den Stoffwechsel, helfen beim Fettabbau und tragen zur Gewichtskontrolle bei. Bevor Sie sich einen Themenbereich heraussuchen, sollten Sie stets die Aufwärmübungen absolvieren!

2 **Beweglichkeit – Geschmeidigkeit – Dehnbarkeit:** Diese Übungen wirken sich positiv auf Ihre Gelenke aus, beugen muskulären Verspannungen vor, dehnen die Muskeln und sorgen dafür, dass Sie bis ins hohe Alter hinein beweglich bleiben und nicht steif und ungelenk werden.

3 **Haut – Knochen – Kraft – Problemzonen:** Diese Übungen bauen Muskelkraft auf, stärken die Knochen, straffen das Gewebe, wirken Cellulite und schlaffer Haut entgegen und verwandeln Fettpölsterchen in Muskulatur.

4 **Beckenboden:** Die Übungen aktivieren und festigen die Beckenbodenmuskulatur, stimulieren das körperliche Empfinden im Scheidenbereich und helfen beim Wiederentdecken der sexuellen Lust.

5 **Koordination und neuronale Vernetzung:** Diese Übungen verbessern die Denk- und Merkfähigkeit, unterstützen die neuronale Vernetzung im Gehirn und fördern das kreative Denken.

6 **Hormonaktivierung und Stoffwechselaktivierung:** Die Übungen wirken sich positiv auf innere Organe aus, aktivieren den Zellstoffwechsel und sorgen für die Freisetzung wichtiger Hormone.

7 **Vegetative Harmonie:** Diese Übungen wirken speziell gegen Stress, Gereiztheit, depressive Verstimmungen, Schlafstörungen und rhythmusbedingte Wechseljahrsbeschwerden. Sie sorgen für emotionale Balance und harmonisieren Leib und Seele.

Das Yoga-Übungsprogramm

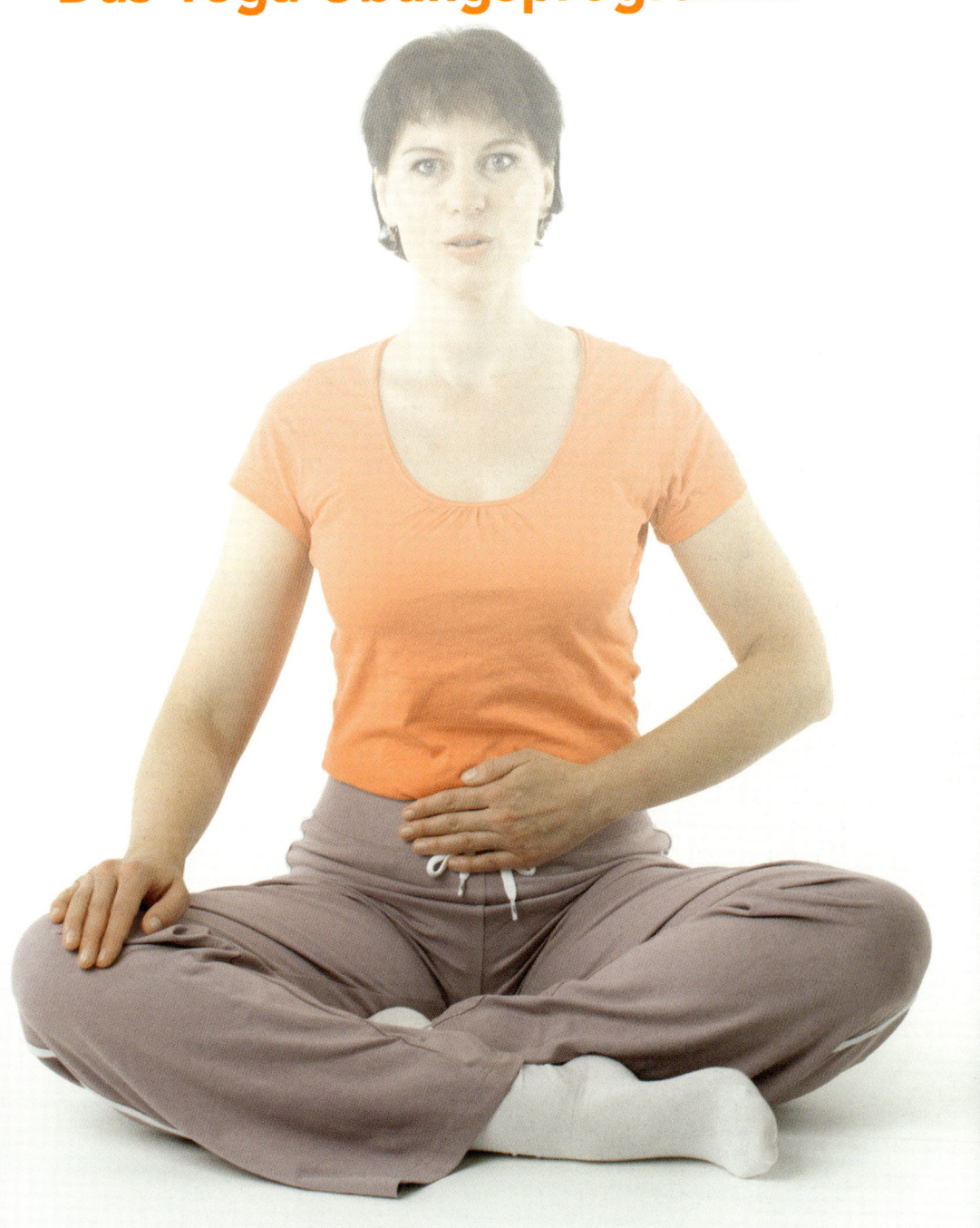

In diesem Kapitel lernen Sie Schritt für Schritt alle Themenbereiche des Yoga für die Wechseljahre und alle Übungen kennen. Zuvor erhalten Sie einen Überblick über alles Wichtige für das Training zuhause. Die Übungen sind einfach und anwenderfreundlich. Nun kann es also losgehen!

Einige Tipps voraus

Das Yoga-Übungsprogramm ist so konzipiert, dass Sie es jederzeit ausführen können. Es erfordert keine Vorkenntnisse. Sie müssen weder sehr beweglich noch überaus fit sein, um mit dem Yoga-Training zu beginnen. Bitte fragen Sie dennoch Ihren Frauenarzt oder Ihre Frauenärztin, wenn Sie unter Vorerkrankungen leiden. Da Yoga-Training für die Wechseljahre noch relativ neu ist, zeigen Sie Ihrem Frauenarzt oder Ihrer Frauenärztin dieses Buch, um auf das Yoga-Training speziell für die Wechseljahre aufmerksam zu machen.

Sie absolvieren Ihr Yoga-Programm ganz individuell und führen die Übungen so aus, wie Sie können. Zum Kennenlernen empfiehlt es sich, das gesamte Übungsprogramm einmal ganz sanft und ohne Leistungsanspruch an sich selbst auszuprobieren, um sich mit den Übungen vertraut zu machen.

Sie selbst wissen dann am besten, welche Bereiche Sie besonders stärken möchten. Zunächst ist es sinnvoll, sich aus jedem Themenbereich drei Übungen herauszusuchen. Beim nächsten Mal sollten es dann drei andere Übungen sein, sodass alle Übungen insgesamt zur Anwendung kommen. Beginnen Sie bitte immer mit mindestens drei Übungen aus dem Themenbereich 1, den Aufwärmübungen für Herz-Kreislauf. Danach bleibt die Auswahl Ihnen überlassen.

Wenn möglich, sollten Sie jeden Tag mindestens dreißig Minuten üben, um sich die Übungen zu merken und regelmäßig Fortschritte zu erzielen. Der Erfolg von Yoga-Übungen und ihre effektive Wirksamkeit liegen vor allem im regelmäßigen Training. Auf diese Weise können Sie wechseljahrsbedingte Beschwerden lindern und Leib und Seele dauerhaft ins Gleichgewicht bringen.

Wenn Sie nur wenig Zeit haben, versuchen Sie, das Training mindestens zweimal in der Woche auszuführen, dann aber mindestens jeweils eine Stunde lang.

Beginnen Sie langsam und behutsam mit dem Üben und führen Sie die Übungen ganz im Yoga-Stil aus, also mit Bewusstheit, mit Achtsamkeit und Aufmerksamkeit.

Das Yoga-Übungsprogramm stellt keinerlei Leistungsansprüche an Sie!

Bitte üben Sie deshalb nur so viel, wie es Ihnen im Augenblick möglich ist. Jede Übung darf zwar spürbar sein, sollte aber niemals Schmerzen verursachen. Mit der Zeit wird Ihr Körper dehnbarer werden und mehr Kraft entwickeln. Bis dahin seien Sie bitte geduldig mit sich selbst. Sollte Ihnen etwas unangenehm sein, unterbrechen Sie das Üben und versuchen Sie es zu einem späteren Zeitpunkt wieder.

Yoga für die Wechseljahre ist so konzipiert, dass es auf die Bedürfnisse der modernen westlichen Frau zugeschnitten ist. Da sehr viele Frauen in sitzenden Berufen tätig sind, kaum über Beweglichkeit verfügen und unter entsprechenden Schmerzen vor allem im Bereich der Wirbelsäule leiden, verfügt es über zahlreiche dynamische Übungen, die sich mit klassischen Haltungen abwechseln.

Stressabbau steht neben der hormonellen Balance an erster Stelle des Yoga-Trainings. Deshalb richtet sich das Training auch ganz besonders an Frauen, die voll berufstätig sind und unter großen Anspannungen stehen, die die Wechseljahrsbeschwerden noch verstärken. Entspannung, Stressabbau, Gelassenheit und innere Ruhe sind die Säulen, um sich vor, während und nach den Wechseljahren wohlzufühlen.

Vorschläge für ein sinnvolles Training

Wer müde und erschöpft ist und nur noch zur Ruhe kommen möchte, kann gleich zu den Übungen der vegetativen Harmonie (Themenbereich 7) übergehen (siehe S. 107). Diese Übungen zeichnen sich durch viele Entspannungs- und Atemübungen aus. Meditationen bringen inneren Frieden und Erholung für Leib und Seele. Dieser Themenbereich ist

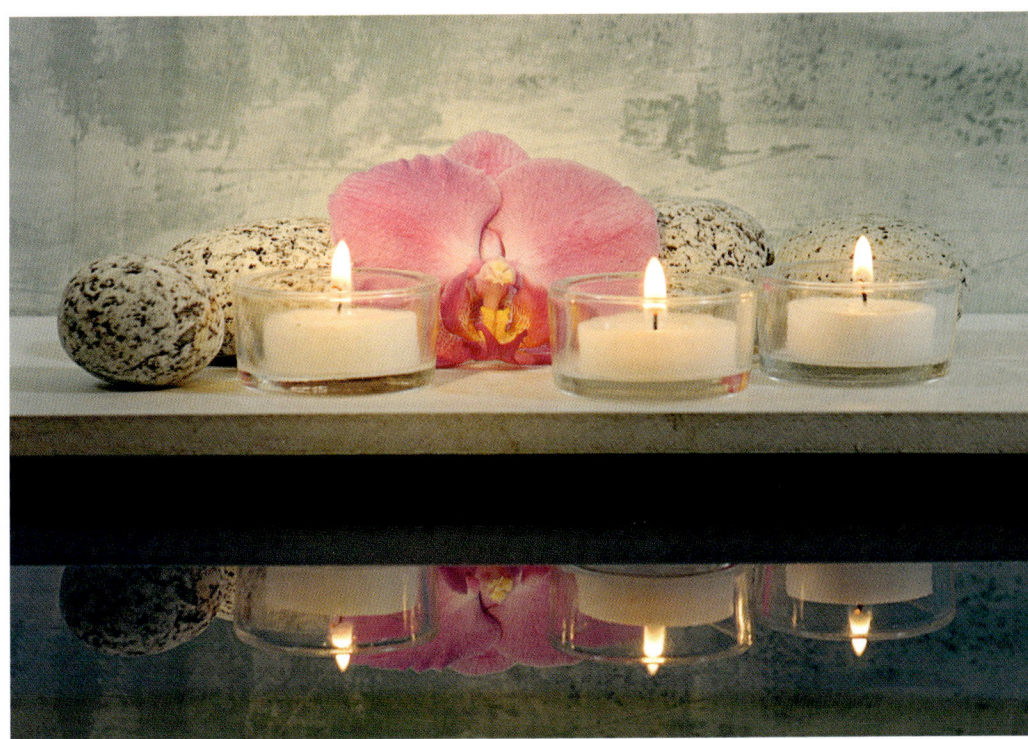

Gestalten Sie Ihr Übungsprogramm wie einen Tempel, der Ihnen Ruhe und Geborgenheit schenkt.

auch der einzige, der keine Aufwärmphase benötigt. Die Übungen können einzeln auch im Büro durchgeführt werden.

Wenn Sie viel Zeit haben oder mit Freundinnen gemeinsam üben wollen, dann empfiehlt es sich, nach der Aufwärmphase chronologisch fortzufahren.

Bitte beachten Sie außerdem:
- Üben Sie langsam und behutsam, ohne sich selbst unter Druck zu setzen.
- Bei Schmerzen sollten Sie die Übung abbrechen.
- Dehnen Sie nur so weit, wie es Ihnen im Augenblick möglich ist.
- Halten Sie eine Stellung nur so lange, wie sie angenehm ist.
- Wenn eine Übung nicht machbar ist, dann lassen Sie sie weg und versuchen Sie es zu einem späteren Zeitpunkt wieder. Eventuell ist Ihr Körper dann eher bereit dafür.
- Feste Trainingszeiten erleichtern das Üben und sorgen dafür, dass das Üben zu einem liebevollen Ritual wird.
- Am frühen Morgen oder am frühen Abend wirken die Übungen besonders intensiv.
- Nach 21 Uhr sollten Sie nicht mehr trainieren, wenn Sie am nächsten Tag früh aufstehen müssen, da viele Übungen aktivierend und energetisierend wirken und Sie sich dann zu wach fühlen, um einzuschlafen.
- Wenn möglich, sollten Sie jeden Tag mindestens dreißig Minuten aktiv üben. Ansonsten ist es empfehlenswert, mindestens zweimal die Woche eine Stunde lang zu trainieren.
- Fragen Sie Ihre Frauenärztin oder Ihren Frauenarzt, wenn Vorerkrankungen bestehen.

- Mit einem vollen Magen oder total ausgehungert sollten Sie nicht trainieren. Die letzte große Mahlzeit sollte mindestens drei Stunden zurückliegen, der letzte kleine Imbiss mindestens eine Stunde.
- Suchen Sie vor dem Training noch die Toilette auf.
- Versuchen Sie bitte nicht, die Übungen so schnell wie möglich hinter sich zu bringen. Yoga ist Genuss für alle Sinne und dient Ihrer Lebensfreude!
- Verbinden Sie alle Übungen mit Ihrem Atemfluss. Vor allem die dynamischen Übungen werden von Ihrem ganz persönlichen Atemrhythmus geleitet.
- Beginnen Sie stets mit den Aufwärmübungen. Sie stellen die Basis für alle anderen Übungen dar und erwärmen die Muskeln.
- Im Winter und bei nasskalter Witterung sind Ihre Muskeln steifer. Achten Sie deshalb bitte immer darauf, die Aufwärmübungen zu absolvieren, bevor Sie mit den anderen Übungen starten. Vermeiden Sie Zugluft und zu leichte Kleidung, wenn Sie im Winter trainieren.
- Trinken Sie nach dem Üben genügend Wasser oder Tee!

So richten Sie Ihren Übungsplatz ein

Bevor Sie mit den Übungen starten, sollten Sie sich einen gemütlichen Übungsplatz einrichten. Yoga wirkt schließlich ganzheitlich. Das heißt, dass alle Sinne mit dabei sind und zu Ihrem Wohlempfinden beitragen. Ein flauschiger Platz mit schöner Dekoration, eine Kerze und Ihre Wohlfühl-Lieblingsmusik tragen dazu bei, dass Sie die Übungen mit Lust und Liebe ausführen. Und alles, was Ihrem Wohlbefinden dient, verstärkt die Yoga-Wirkung!

Gut ist es, wenn Sie eine Yogamatte oder andere Matte besitzen oder eine dicke, flauschige Decke haben, auf der Sie die Übungen ausführen können. Sie benötigen zum Üben bequeme Kleidung und warme Socken. Turnschuhe oder Schläppchen sind nicht erforderlich, sie behindern sogar das Üben und verhindern den energetischen Fluss in den Füßen.

Sollten Sie einen Parkettboden oder Fliesen haben, müssen Sie unbedingt darauf achten, einen sicheren Stand zu haben. Ansonsten könnte es sein, dass Sie mit Ihrer Decke wegrutschen, wenn Sie Übungen im Stehen ausführen. Stellen Sie sich dann bitte lieber barfuß auf den Boden.

Bitte beachten Sie:
- Stellen Sie sämtliche Lärmquellen ab und alles, was Sie ablenken oder vom Training abbringen könnte. Dazu gehören das Telefon, das Handy, die Türglocke und andere technische Geräte, die Geräusche machen können.
- Geben Sie Ihren Familienmitgliedern Bescheid, dass Sie jetzt Zeit und Ruhe zum Üben benötigen.
- Pressen Sie das Übung nicht zwischen Hausarbeit, Büroarbeit oder andere Tätigkeiten, um Zeit zu gewinnen und „leere Zeiten" sinnvoll zu nützen. Ein kochendes Essen am Herd, der Kuchen im Backofen oder ein hupender Wäschetrockner im Keller können ausgerechnet zur „falschen Zeit" Ihre Aufmerksamkeit beanspruchen, sodass Sie völlig aus der Ruhe geraten.

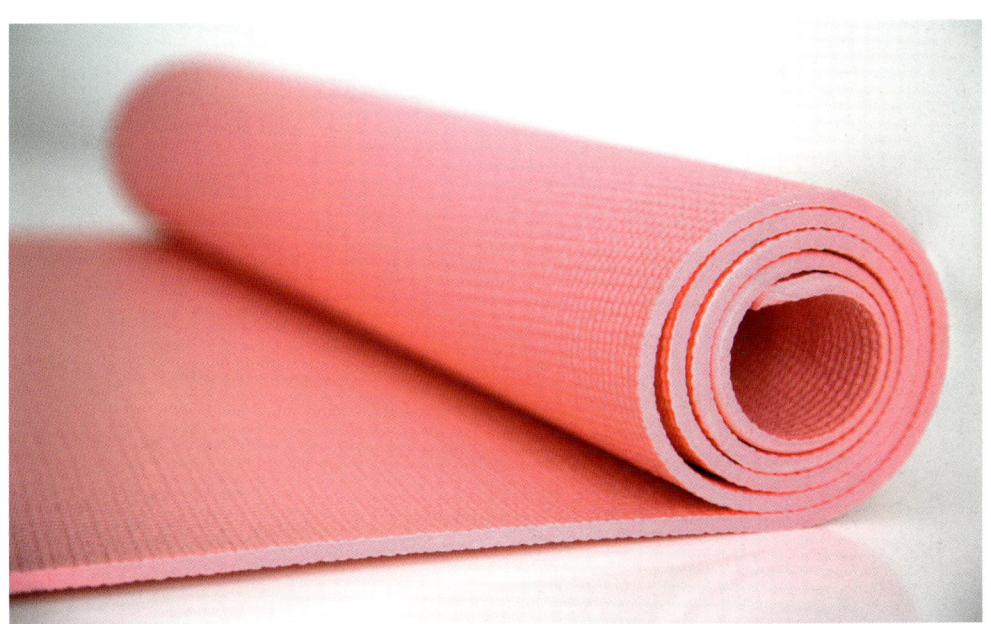

Gut ist es, wenn Sie eine Yoga- oder andere Matte haben, auf der Sie die Übungen ausführen können.

- Der Raum, in dem Sie die Übungen ausführen, sollte angenehm warm sein. Bei Kälte besteht die Gefahr, dass Sie sich verkrampfen oder bei einer „ungeschickten" Bewegung Beschwerden bekommen, weil der Bewegungsapparat empfindlich auf Kälte reagiert. Ist der Raum zu heiß, kann das Ihr Schwitzen verstärken. Rechnen Sie damit, dass Sie während der Übungen auch immer wieder von einer Hitzewallung überrollt werden können!
- Ihr Raum sollte dennoch vorher gut gelüftet sein.
- Sanfte, beschwingte oder beruhigende Musik kann Sie jederzeit während der Übungen begleiten. Sie sollte allerdings nur im Hintergrund erklingen und Ihnen gut tun. Wenn Sie es lieber ganz still haben möchten, ist das vollkommen in Ordnung.
- Wenn Sie möchten, richten Sie sich Ihren Übungsplatz liebevoll her. Zum Dekorieren empfehlen sich zum Beispiel schöne Steine, eine Kerze, eine Buddha-Statue, frische Blumen, eine kleine Klangschale oder ein Gegenstand, der schöne Erinnerungen mit sich bringt.
- Achten Sie auf einen sicheren Platz, wenn Sie eine Kerze anzünden!
- Salzkristalllampen oder andere Lampen mit einem weichen Licht zaubern eine heimelige Atmosphäre.
- Lassen Sie Ihre Yogamatte und das liebevoll gestaltete Drumherum zu Ihrem ganz persönlichen Tempel werden, der Ihnen Ruhe, Geborgenheit und Vitalität schenkt.

Gesundheitliche Probleme abklären lassen

Bitte konsultieren Sie immer zuerst Ihren Arzt oder Ihre Ärztin, wenn Sie an einer Grunderkrankung leiden. Prinzipiell können alle Übungen jederzeit ausgeführt werden. Besondere Hinweise erhalten Sie direkt bei den Übungsbeschreibungen.

Bitte beachten Sie:
- Wenn Sie an einer Herzerkrankung, Bluthochdruck, Ohrenproblemen oder einer Netzhautablösung leiden, sollten Sie stets alle Überkopfbewegungen und Übungen vermeiden, bei denen der Kopf über längere Zeit hinweg nach unten hängt.
- Arthritis-Patienten nehmen Kissen zu Hilfe und wechseln die Sitzpositionen häufiger. Ist eine Stellung nicht machbar, dann wird sie weggelassen.
- Wenn Sie nicht im Schneidersitz sitzen können, dann strecken Sie einfach die Beine aus. Je öfter Sie üben, desto geschmeidiger wird Ihr Körper werden. Es kann dann sein, dass der Schneidersitz irgendwann problemlos klappt.
- Wer ein Rückenleiden hat, vermeidet grundsätzlich alle starken Rückwärtsbewegungen mit Hohlkreuz. Die Übungen werden stattdessen sanfter und dynamischer ausgeführt, wie in diesem Buch genau beschrieben. Dynamische Rückwärtsbewegungen im Wechsel mit Vorwärtsbewegungen sind hingegen förderlich für einen gesunden Rücken.
- Während der Wechseljahre verändert sich Ihr Leistungsvermögen. Sie werden vielleicht merken, dass Sie nicht

mehr so belastbar sind wie früher. Nehmen Sie diese Tatsache gelassen hin. Ihr Selbstwert wird nicht an Ihrer körperlichen Kraft und Ausdauer gemessen. Sie als Mensch sind wichtig. Und jeder kleine Fortschritt ist schon ein großer Fortschritt beim Üben.
- Vermeiden Sie zu viel Ehrgeiz, aber bleiben Sie stetig am Ball.
- Sie überwinden die innere Trägheit, indem Ihnen die Übungen Freude bereiten und Sie sie immer wieder ausführen, bis Sie sich an das regelmäßige Üben gewöhnt haben.
- Trainieren Sie nie bei Fieber, starkem Durchfall oder Erbrechen.

Lassen Sie Ihrem Körper Zeit, sich an das regelmäßige Training zu gewöhnen. Anfangs werden Sie sich noch steif und ungelenk vorkommen. Das ist ganz normal und legt sich mit der Zeit. Ihr Körper wird mit einer verbesserten Beweglichkeit und Geschmeidigkeit reagieren, Ihnen Ausstrahlung verleihen und Ihre natürliche Schönheit unterstreichen. Das dauert zwar eine Weile, wird Sie dann aber umso mehr erfreuen.

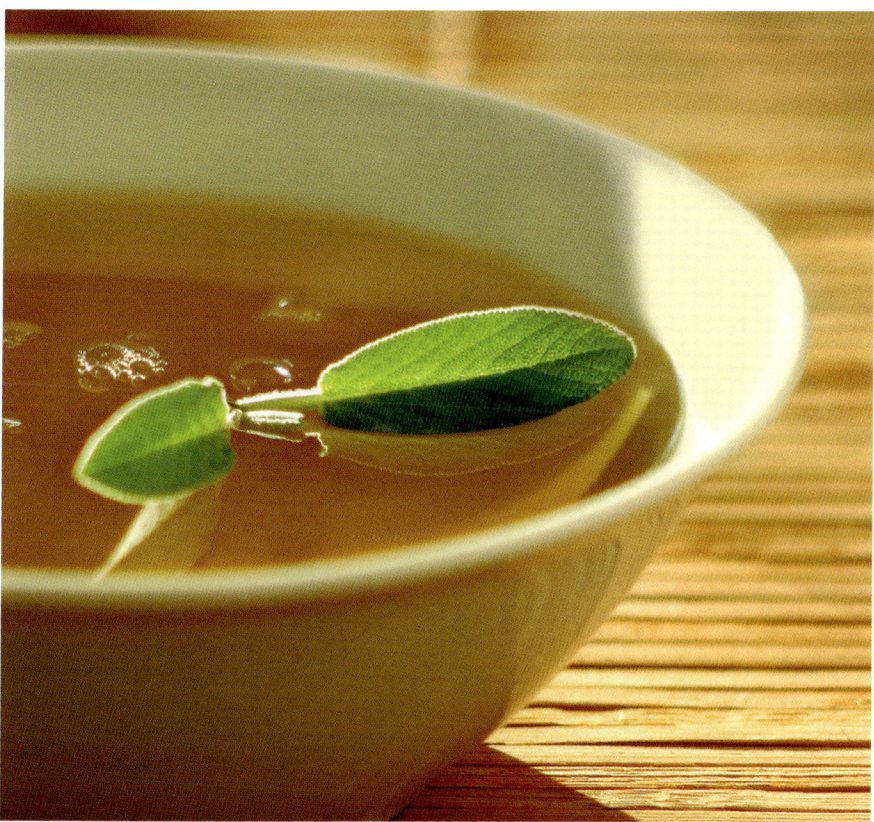

Wenn Sie möchten, richten Sie sich Ihren Übungsplatz liebevoll her.

Themenbereich 1: Herz-Kreislauf-Training

Die folgenden Übungen aktivieren das Herz-Kreislauf-System, erwärmen die Muskeln und regen den Stoffwechsel an. Je flotter und intensiver Sie die Übungen ausführen, desto eher aktivieren Sie den Stoffwechsel und tragen somit dazu bei, Ihr Gewicht zu halten und Körperfett abzubauen.

Halten Sie während des Übens nicht den Atem an, sondern folgen Sie Ihrem eigenen Atemfluss. Atmen Sie mit der Nase ein und aus. Wenn dies zu anstrengend oder nicht möglich ist, so atmen Sie mit der Nase ein und mit dem Mund aus. Sollten Sie verschnupft sein oder unter einem allergischen Schnupfen leiden, so können Sie auch ausschließlich über den Mund atmen.

Diese Übungen machen noch mehr Spaß, wenn Sie eine flotte Musik dazu auflegen und sich im Rhythmus der Musik bewegen. Führen Sie die Übungen fließend und dynamisch aus.

Zusätzlich sollten Sie jeden Tag mindestens fünf- bis zehntausend Schritte gehen, um die Gefäße vor Fettablagerungen und Verkalkungen zu schützen und somit einem Herzinfarkt oder Schlaganfall vorzubeugen.

Achten Sie auch auf Ihre Ernährung. Bevorzugen Sie hervorragende pflanzliche Öle, reduzieren Sie den Fleisch- und Wurstkonsum und schränken Sie ebenso den Genuss von allzu viel Kaffee und Schwarztee ein. Ein übersäuerter Körper sollte mit überwiegend basischen Lebensmitteln wieder ins Gleichgewicht gebracht werden. Zu den basischen Lebensmitteln gehören vor allem Obst und Gemüse sowie Vollkornprodukte, Nüsse, Säfte, Wasser und Kräutertees.

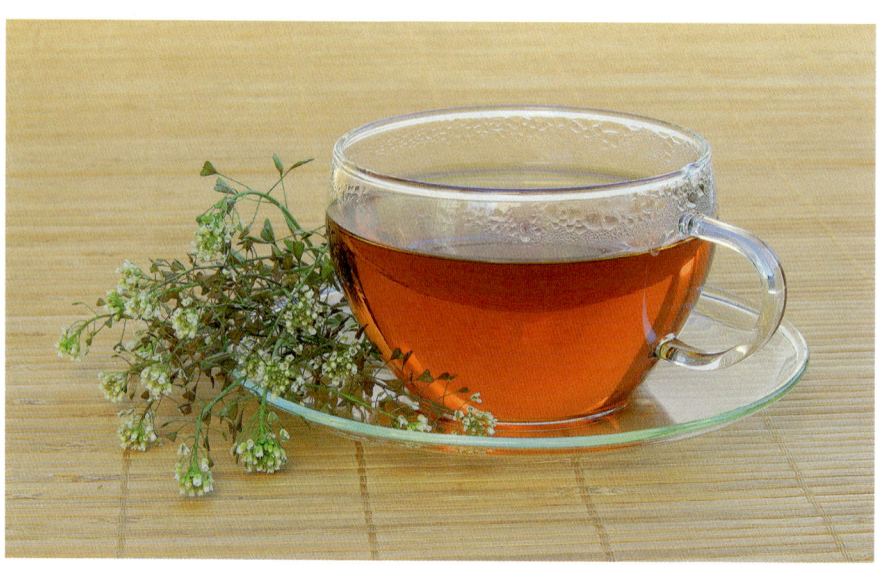

Herz-Kreislauf-Training

1 | Namaste-Gruß
(„Das Göttliche in mir grüßt das Göttliche in dir")

So wird's gemacht:
- Stellen Sie sich aufrecht hin; die Füße etwa um Schulterbreite auseinander.
- Führen Sie vor dem Oberkörper in Höhe der Brust beide Handflächen zusammen, bis sie sich berühren. Der Abstand zwischen den zusammengelegten Handflächen und dem Oberkörper sollte ca. zehn Zentimeter betragen.
- Beugen Sie nun den Oberkörper zur Seite. Gehen Sie dabei leicht in die Knie.
- Richten Sie sich nun gleich wieder auf und beugen Sie sich zur anderen Körperseite. Die Handflächen bleiben dabei immer zusammengelegt.
- Die Übung wird fließend und dynamisch ausgeführt. Das heißt, dass Sie den Oberkörper mehrmals im schnelleren Wechsel hin- und herbeugen. Dabei stehen Sie immer leicht in den Knie und federn die Bewegung ab.
- Führen Sie die Übung eine Minute lang aus.

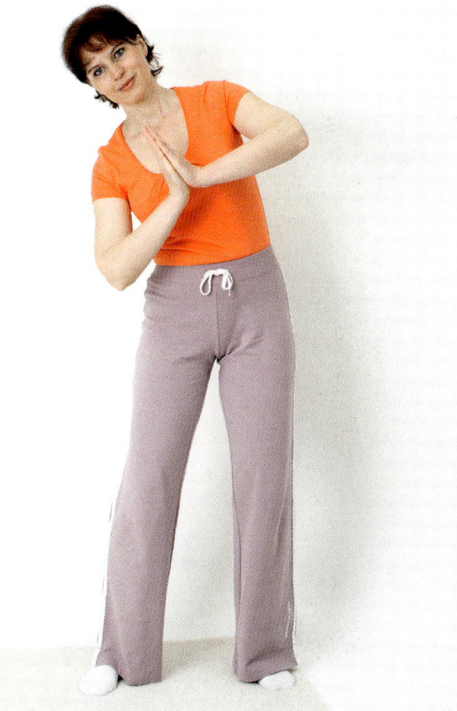

Wirkung der Übung:
- Aktivierung des Herz-Kreislauf-Systems
- Muskelerwärmung
- Taillenformung
- Aktivierung des gesamten Stoffwechsels

2 | Weltkugel

So wird's gemacht:
- Stellen Sie sich aufrecht hin; die Füße etwa um Schulterbreite auseinander.
- Führen Sie vor dem Oberkörper in Höhe der Brust die Handflächen zusammen. Die Handflächen bleiben zusammengelegt.
- Gehen Sie leicht in die Knie.
- Beginnen Sie, mit den Armen und zusammengelegten Händen einen Kreis vor dem Oberkörper zu beschreiben. Der Oberkörper wird dabei aus der Hüfte heraus gedreht.
- Nach einer Minute wechseln Sie die Richtung und kreisen andersherum.
- Führen Sie die Übung insgesamt zwei Minuten lang aus.

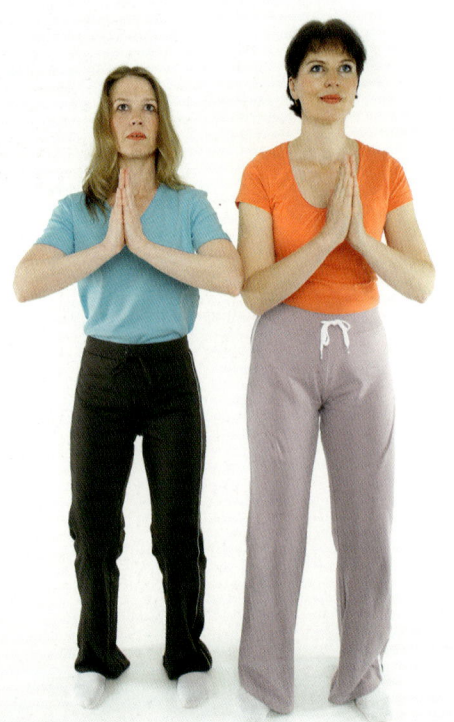

Wirkung der Übung:
- Aktivierung von Herz und Kreislauf
- Muskelerwärmung
- Aktivierung des gesamten Stoffwechsels
- Taillenformung

Herz-Kreislauf-Training

3 | Wellenreiterin mit fliegenden Armen

So wird's gemacht:
- Stellen Sie sich aufrecht hin; die Füße etwa um Schulterbreite auseinander.
- Stellen Sie sich vor, Sie würden sich im Meer befinden. Das Wasser geht Ihnen bis zur Taille, und Sie legen Ihre Arme auf die Wasseroberfläche. Die Arme werden also etwas vom Körper weggestreckt.
- Drehen Sie nun schwungvoll mit der Ausatmung den gesamten Oberkörper so, dass Sie über die rechte Schulter schauen können. Die Füße drehen dabei leicht mit, der linke Fuß kann sogar abgehoben werden.
- Die Arme schwingen bei dieser Drehung locker mit, ganz ohne Kraftaufwand, sodass Sie regelrecht um den Oberkörper herum „fliegen". Sie schlenkern leicht und schwungvoll um den Rumpf herum und bewegen dabei das imaginäre Meerwasser.
- Während der Einatmung drehen Sie sich wieder nach vorne, um gleich bei der nächsten Ausatmung zur anderen Körperseite zu drehen, sodass Sie sich über die linke Schulter schauen können.
- Führen Sie die gesamte Übung dynamisch in Ihrem eigenen Atemrhythmus aus. Dreißig Sekunden genügen dabei.
- Bei dieser Übung können Sie richtig in Schwung kommen. Lassen Sie die Arme ganz frei schlenkern und „fliegen".

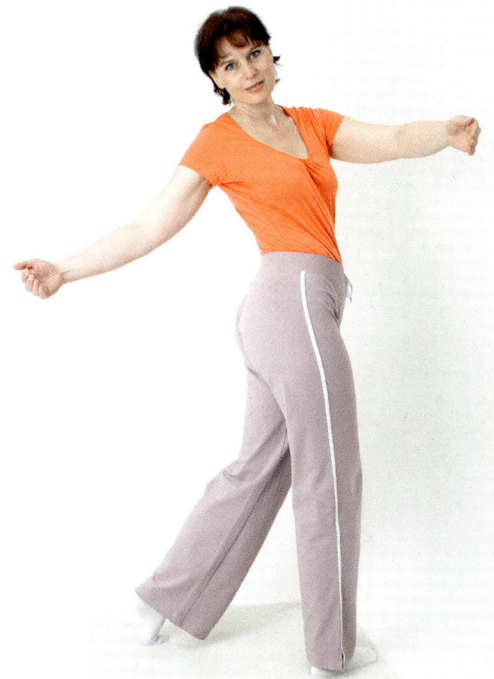

Wirkung der Übung:
- Kreislaufaktivierung und Muskelerwärmung
- Abtransport von Stoffwechselabfallprodukten
- Taillenformung
- Linderung von Rückenbeschwerden
- Aktivierung des Zellstoffwechsels

Herz-Kreislauf-Training

4 | *Windreiterin*

So wird's gemacht:
- Stellen Sie sich aufrecht hin; die Füße etwa um Schulterbreite auseinander.
- Atmen Sie ein und strecken Sie beide Arme leicht angewinkelt vor dem Körper vorbei auf die rechte Körperseite. Die Hände sind dabei geöffnet, die Handflächen zeigen nach oben.
- Drehen Sie den Oberkörper ebenso leicht nach rechts, sodass Sie Ihren Armen hinterhersehen können.
- Atmen Sie nun kräftig aus und führen Sie die Arme bogenförmig vor dem Körper vorbei auf die linke Körperseite. Gehen Sie dabei leicht in die Knie und federn Sie die Bewegung ab.
- Während der nächsten Einatmung führen Sie die Arme wieder zurück auf die rechte Körperseite. Wieder federn Sie ab.
- So wechseln Sie im eigenen Atemrhythmus dynamisch fließend die Körperseiten.
- Die Arme werden stetig von der rechten auf die linke Körperseite geführt, ganz schwungvoll und dynamisch.
- Wie bei der vorherigen Übung „fliegen" die Arme rhythmisch hin und her, nur diesmal vor dem Körper, ohne dass der Oberkörper gedreht wird.
- Führen Sie die Übung mindestens dreißig Sekunden lang aus.

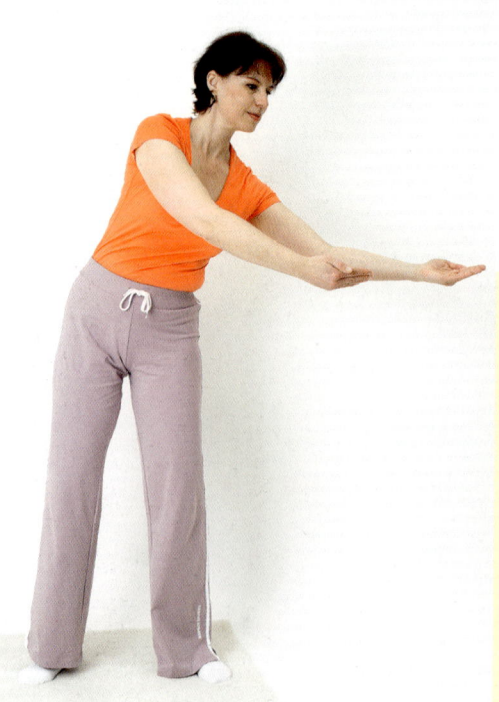

Wirkung der Übung:
- Kreislaufaktivierung und Muskelerwärmung
- Aktivierung des Zellstoffwechsels
- Taillentraining

… Herz-Kreislauf-Training

5 | *Sonnenkraft*

So wird's gemacht:
- Stellen Sie sich aufrecht hin; die Füße etwa um Schulterbreite auseinander. Strecken Sie beide Arme gerade über den Kopf. Die Hände ballen Sie dabei zu Fäusten.
- Atmen Sie nun kräftig aus. Stellen Sie sich vor, Sie würden die Sonnenkraft vom Himmel herunterholen.
- Ziehen Sie dabei beide Arme mit den geballten Fäusten zu sich an den Unterbauch heran. Gleichzeitig ziehen Sie das rechte Knie des rechten Beines ebenso an den Unterbauch heran.
- Atmen Sie ein und strecken Sie wieder beide Armen gestreckt und gerade über den Kopf. Das Bein wird ebenso wieder gesenkt, sodass Sie mit beiden Beinen wieder sicher auf dem Boden stehen. Ballen Sie die Hände zu Fäusten.
- Während der nächsten Ausatmung ziehen Sie wieder die Arme mit den Fäusten an den Unterbauch heran. Ziehen Sie nun das linke Knie des linken Beines ebenso an den Unterbauch heran.
- Beim Einatmen strecken Sie sich wieder aus.
- Wiederholen Sie die Übungsfolge rhythmisch im schnellen Wechsel, angepasst an Ihren Atemrhythmus, insgesamt dreißig Sekunden lang.

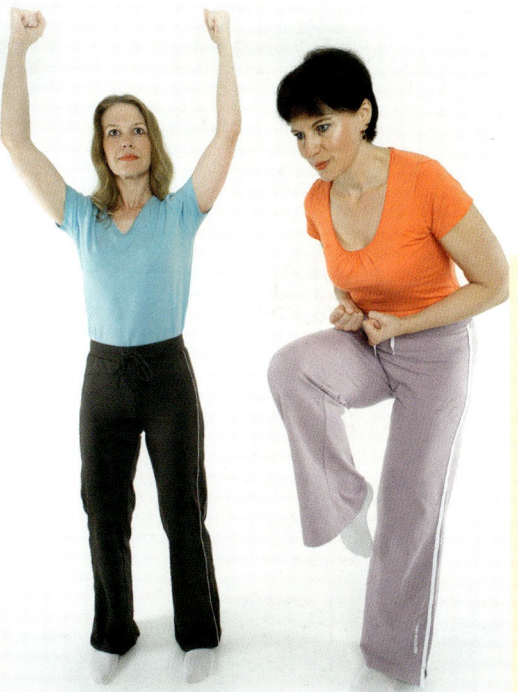

Wirkung der Übung:
- Aktivierung von Herz und Kreislauf
- hormonelle Aktivierung, vor allem der Eierstöcke
- Energetisierung des Körpers
- Aktivierung des Zellstoffwechsels

6 | *Energiewelle*

So wird's gemacht:
- Stellen Sie sich aufrecht hin; die Füße etwa um Schulterbreite auseinander.
- Gehen Sie nun tief in die Knie. Ihr Rücken bleibt dabei aber so gerade wie möglich.
- Beugen Sie sich mit gestreckten Armen nach vorne. Die Handflächen zeigen nach oben.
- Stellen Sie sich vor, Sie würden aus dem Universum Energie abschöpfen.
- Atmen Sie ein und führen Sie die Arme erst gerundet, dann immer gestreckter nach vorne und dann ganz gestreckt nach oben über den Kopf, so als würden Sie mit beiden Armen etwas abschöpfen.
- Ihr Oberkörper richtet sich bei dieser Bewegung auf und ist nun ganz gerade, die Knie sind beinahe durchgedrückt.
- Beim Ausatmen führen Sie die Arme wieder auf sich zu und sinken in den Knien ein.
- Wiederholen Sie die gesamte Übung mindestens eine Minute lang dynamisch fließend im Rhythmus Ihres Atems.

Wirkung der Übung:
- Aktivierung von Herz und Kreislauf
- Aktivierung des Stoffwechsels
- Energetisierung des Körpers

7 | Himmelskraft

So wird's gemacht:
- Stellen Sie sich in Schrittstellung: Das rechte Bein steht vor dem anderen. Die Fußspitze des vorderen Fußes zeigt nach vorne. Die Fußspitze des nach hinten zeigenden Fußes zeigt ebenfalls nach vorne.
- Der Schritt sollte nicht zu groß ausfallen (ein Abstand von ca. 70 Zentimetern reicht aus).
- Strecken Sie beide Arme gerade nach oben über den Kopf. Legen Sie den Kopf dabei in den Nacken, um den Armen hinterherzusehen.
- Ballen Sie die Hände zu Fäusten.
- Atmen Sie aus und ziehen Sie kraftvoll beide Arme an den Oberkörper heran.
- Das linke (das hintere) Bein wird dabei wie bei einem Kick angehoben und gerade gestreckt.
- Beim Einatmen führen Sie die Arme wieder über den Kopf und stellen sich wieder in dieselbe Schrittposition, rechtes Bein vorne, linkes Bein hinten.
- Führen Sie die Übung fließend im eigenen Atemrhythmus aus, sechsmal auf der einen Seite, sechsmal auf der anderen Seite, wobei das linke Bein nun vorne steht und das rechte kickt.

Wirkung der Übung:
- Aktivierung von Herz und Kreislauf
- Aktivierung des hormonellen Systems
- Aktivierung des Stoffwechsels

Herz-Kreislauf-Training

8 | Weibliche Kraftquelle

So wrd's gemacht:
- Stellen Sie sich aufrecht hin; die Füße etwa um Schulterbreite auseinander.
- Stemmen Sie die Hände in die Hüften.
- Sinken Sie nur minimal in den Knien ein und kippen Sie ganz leicht das Becken nach vorne.
- Nun versuchen Sie, Ihr Becken sanft kreisen zu lassen. Kreisen Sie eine Minute lang in eine Richtung, dann eine Minute lang in die andere Richtung.
- Danach schieben Sie das Becken so weit Sie können auf die rechte und anschließend auf die linke Körperseite. Mit den Füßen bleiben Sie aber auf dem Boden stehen.
- Führen Sie diesen Teil der Übung eine Minute lang aus.
- Dann kippen Sie Ihr Becken weit nach vorne und führen es wieder zurück, sodass Sie leicht im Hohlkreuz sind.
- Kippen Sie dynamisch vor und zurück, auch wieder eine Minute lang.
- Zwischen den einzelnen Übungsteilen können Sie immer mal wieder die Arme ausschütteln.
- Versuchen Sie, die gesamte Übung so geschmeidig wie möglich auszuführen und das Tempo mit der Zeit ein wenig zu steigern.

Wirkung der Übung:
- Aktivierung von Herz und Kreislauf
- Stoffwechselaktivierung
- Energetisierung des Körpers
- Aktivierung des hormonellen Systems
- Linderung von Rückenbeschwerden
- Beweglichkeitsförderung

9 | Sterne pflücken

So wird's gemacht:
- Stellen Sie sich aufrecht hin; die Füße etwa um Schulterbreite auseinander.
- Machen Sie nun den Oberkörper ganz lang und stellen Sie sich vor, Sie würden Sterne vom Himmel pflücken.
- Greifen Sie mit einem Arm ganz weit über den Kopf hinaus und ziehen Sie den Arm zum Oberkörper heran.
- Kaum ist der Arm in der Körpermitte, pflückt schon der nächste Arm einen Stern. Dieser Arm wird also ebenso gestreckt.
- Versuchen Sie nun, abwechselnd mit den Armen Sterne zu pflücken und sich dabei ganz weit nach oben zu dehnen. Dabei stellen Sie sich sogar auf die Zehenspitzen und federn in den Knien nach.
- Führen Sie die Übung dynamisch und fließend mindestens eine Minute lang aus.

Wirkung der Übung:
- Aktivierung von Herz und Kreislauf
- Aktivierung des Zellstoffwechsels
- Dehnung der gesamten Körpermuskeln

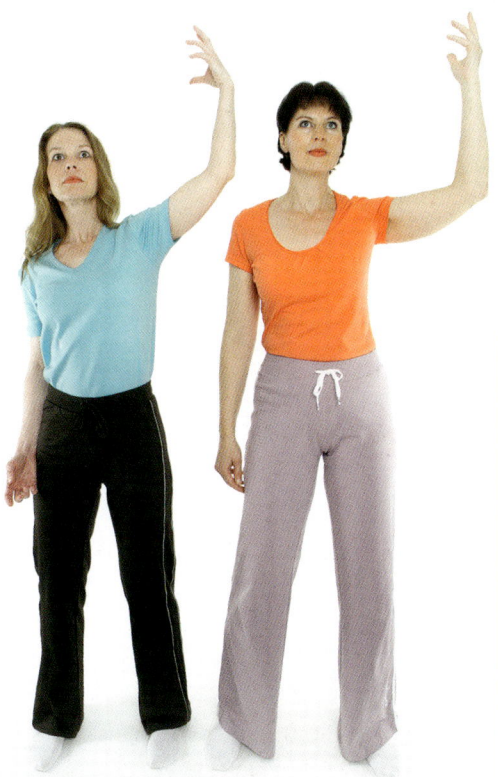

10 | Offenes Herz

So wird's gemacht:
- Stellen Sie sich aufrecht hin; die Füße etwa um Schulterbreite auseinander.
- Führen Sie die Handflächen vor dem Oberkörper zusammen, sodass sie sich berühren.
- Drehen Sie dann die Handflächen, sodass die Fingerspitzen nicht nach oben, sondern nach vorne zeigen.
- Nun gehen Sie in die Knie.
- Atmen Sie tief aus und öffnen Sie die Arme. Richten Sie dabei den Oberkörper wieder auf. Die Arme werden weit nach vorne geschoben.
- Danach werden die Arme während der Einatmung wieder an den Körper herangezogen. Die Handflächen werden wieder zusammengelegt, Sie gehen in die Knie.
- Ein wenig sieht die Übung aus, als wollten Sie schwimmen: Die Arme werden ausgebreitet und wieder zusammengeführt. Die Handflächen treffen sich immer wieder vor dem Oberkörper.
- Führen Sie die Übung mindestens dreißig Sekunden lang aus.
- Wenn Sie viel Platz in Ihrem Übungsraum haben, können Sie die Übung auch im gesamten Raum ausführen. Dabei bewegen Sie sich tatsächlich so, als ob Sie durch den Raum schwimmen wollten.

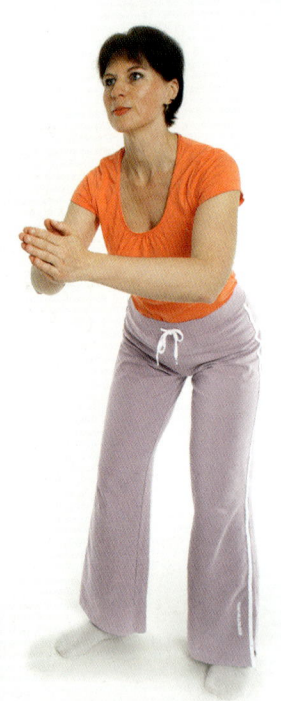

Wirkung der Übung:
- Aktivierung von Herz und Kreislauf
- Aktivierung des Stoffwechsels
- Energetisierung des Körpers

Beweglichkeit – Geschmeidigkeit – Dehnbarkeit

Themenbereich 2: Beweglichkeit – Geschmeidigkeit – Dehnbarkeit

Die folgenden Yoga-Übungen dehnen die Muskulatur und halten den Körper geschmeidig. Sie wirken dem Steifwerden der Gelenke entgegen und sorgen dafür, bis ins hohe Alter hinein beweglich und dehnbar zu sein.

Es ist ganz normal, wenn Sie sich am Anfang alles andere als elastisch und geschmeidig fühlen. Wahrscheinlich fühlen Sie sich eher „eingerostet". Aber das muss nicht so bleiben. Je regelmäßiger Sie diese Übungen ausführen, desto beweglicher werden Sie werden. So können Sie sich jederzeit die Schuhe selbst zubinden, sich bücken, etwas vom Boden aufheben oder auch auf dem Boden sitzen.

Anfangs kann es sein, dass es Ihnen schwerfällt, auf dem Boden zu sitzen. Auch vielen jungen Menschen ist das fast nicht mehr möglich – sie ziehen es vor, nur auf Stühlen zu sitzen. Höchste Zeit für die Dehnübungen aus dem Yoga! Ab den Wechseljahren ist es nicht mehr selbstverständlich, dehnbar und beweglich zu sein. Deshalb ist gerade jetzt das Training so wichtig, um eine bessere Haltung zu bewahren, die Muskulatur geschmeidig zu halten und verkürzte Muskeln, die zu Schmerzen führen können, sanft zu lockern.

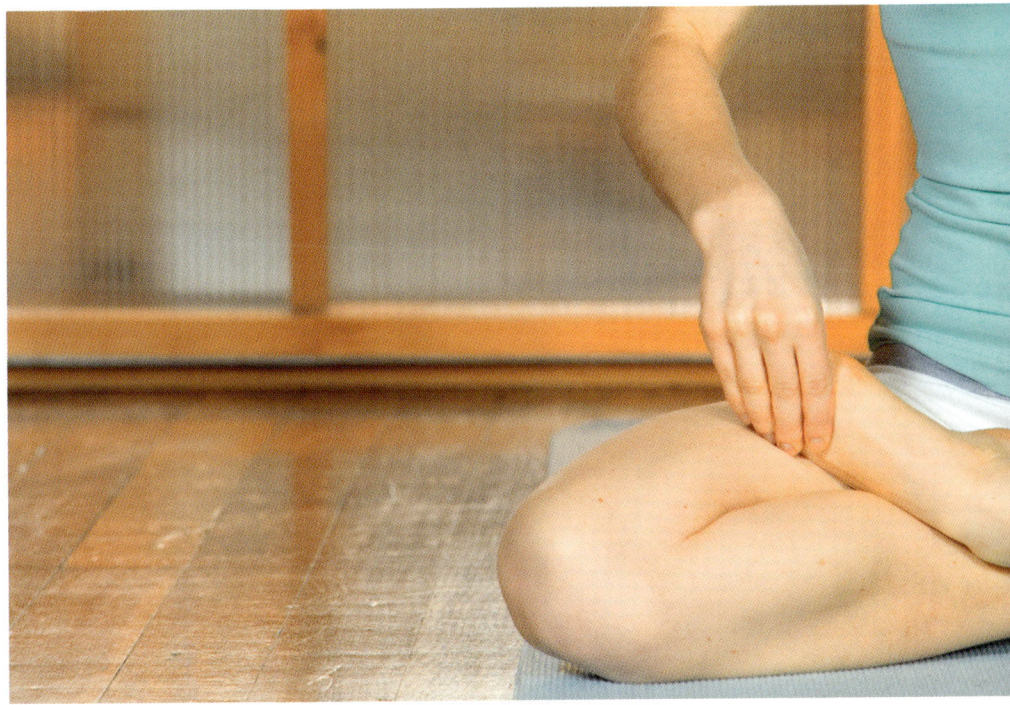

Beweglichkeit – Geschmeidigkeit – Dehnbarkeit

1 | *Grashalme*

So wird's gemacht:
- Sie sitzen mit aufgerichteter Wirbelsäule auf dem Boden, entweder im Schneidersitz oder mit ausgestreckten Beinen.
- Stützen Sie sich mit der rechten Hand auf der rechten Körperseite am Boden auf.
- Strecken Sie den linken Arm gerade nach oben über den Kopf.
- Atmen Sie aus und beugen Sie den Oberkörper nach rechts auf die rechte Körperseite.
- Machen Sie sich dabei besonders lang. Der Arm wird so gut es geht durchgestreckt.
- Dann atmen Sie ein, lösen die Position, richten den Oberkörper wieder auf und strecken beide Arme gerade nach oben. Machen Sie sich dabei noch einmal besonders lang, um die Rückenmuskeln zu dehnen.
- Während der nächsten Ausatmung stützen Sie sich mit der linken Hand auf der linken Körperseite am Boden auf, lassen den rechten Arm nach oben gestreckt und beugen den Oberkörper mit dem gestreckten rechten Arm zur linken Körperseite.
- Dann atmen Sie wieder ein und strecken beide Arme gerade nach oben über den Kopf.
- Führen Sie die Übung im fließenden Wechsel dynamisch im Rhythmus Ihres Atems etwa eine Minute lang aus.

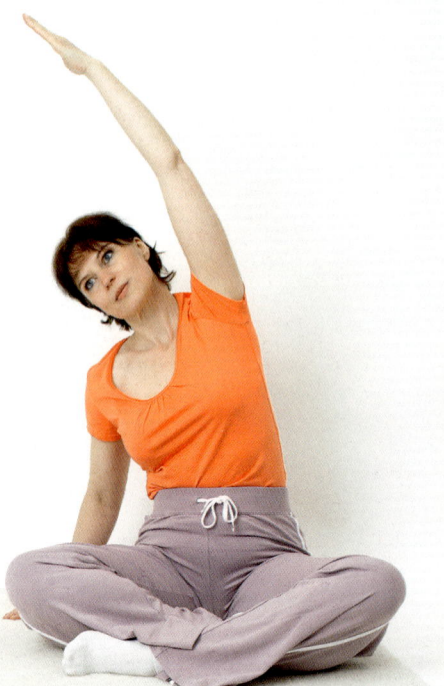

Wirkung der Übung:
- Energetisierung des Körpers
- Aktivierung des Zellstoffwechsels
- Taillenformung und Seitendehnung
- Entspannung und Dehnung der Rückenmuskeln

Beweglichkeit – Geschmeidigkeit – Dehnbarkeit

2 | Rutschbahn

So wird's gemacht:
- Setzen Sie sich aufrecht auf den Boden und strecken Sie die Beine gegrätscht vor sich aus. Der Winkel der Beingrätsche sollte für Sie gut auszuhalten sein. Die Beine sollten dabei gut am Boden aufliegen und sich nicht in den Kniekehlen nach oben wölben. Sollte dies der Fall sein, müssen Sie die Grätschposition verkleinern.
- Beugen Sie sich nach vorne und legen Sie beide Handflächen vor sich auf den Boden.
- Atmen Sie kräftig aus und schieben Sie die Handflächen so weit zwischen den Beinen nach vorne, wie die Dehnung im Hüftbereich und in den Beinen zu ertragen ist.
- Atmen Sie normal weiter und halten Sie die Position mindestens zehn Sekunden lang.
- Dann ziehen Sie ganz langsam die Handflächen wieder an den Körper heran und rollen den Rücken Wirbel für Wirbel auf, bis Sie wieder aufrecht sitzen. Atmen Sie dabei ein.
- Wiederholen Sie die Gesamtübung dreimal.

Wirkung der Übung:
- Dehnung und Entlastung der Rückenmuskeln
- Dehnung im Hüftbereich und den Oberschenkelinnenseiten
- Dehnung in der gesamten Beinmuskulatur

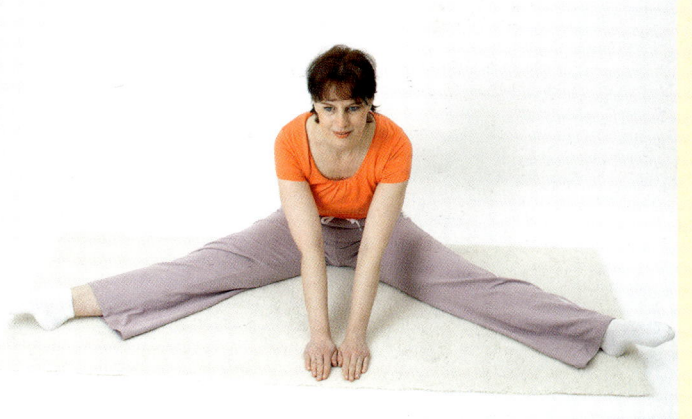

Beweglichkeit – Geschmeidigkeit – Dehnbarkeit

3 | *Drehung*

So wird's gemacht:
- Sie sitzen aufrecht im Schneidersitz oder mit gestreckten Beinen am Boden.
- Stützen Sie sich mit der rechten Hand rechts neben dem Oberkörper am Boden auf.
- Atmen Sie aus und führen Sie den gestreckten linken Arm um den Oberkörper herum. Ihr Oberkörper dreht sich dabei nach rechts, sodass Sie über die rechte Schulter schauen können. Der gestreckte linke Arm zeigt zur Seite.
- Atmen Sie dann ein, drehen Sie den Oberkörper wieder so, dass Sie nach vorne schauen können, und strecken Sie beide Arme gerade zu den Körperseiten nach rechts und nach links.
- Beim nächsten Ausatmen stützen Sie sich mit der linken Hand am Boden neben dem Oberkörper ab, drehen sich mit dem Oberkörper nach links, sodass Sie sich über die linke Schulter schauen können, und führen den gestreckten rechten Arm mit, sodass er zur linken Seite zeigt.
- Beim nächsten Einatmen wird der Oberkörper wieder nach vorne gerichtet und die Arme zu den Körperseiten ausgestreckt.
- Wiederholen Sie die Übung im fließenden Wechsel im Rhythmus Ihres Atems mindestens dreißig Sekunden lang.

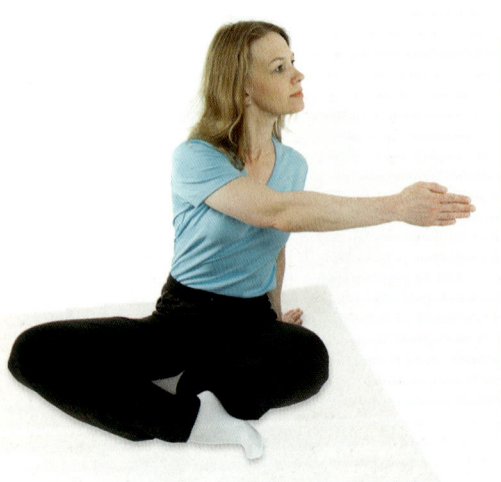

Wirkung der Übung:
- Seitendehnung des Oberkörpers
- Beweglichkeitsförderung
- Linderung von Rückenbeschwerden

4 | *Lanze*

So wird's gemacht:
- Sie sitzen auf dem Boden im Schneidersitz oder mit ausgestreckten Beinen.
- Richten Sie die Wirbelsäule gerade auf.
- Fassen Sie beide Hände hinter dem Rücken und versuchen Sie, die Arme langzuziehen. Beide Hände umfassen sich dabei.
- Senken Sie nun den Oberkörper Wirbel für Wirbel nach vorne, sodass Ihr Gesicht in Richtung Brustbein gezogen wird.
- Ziehen Sie dabei die Arme gestreckt weg vom Körper, wenn möglich nach oben in Richtung Kopf.
- Halten Sie die Position mindestens zehn Sekunden lang.
- Dann lösen Sie die Arme und richten den Oberkörper wieder auf.

Wirkung der Übung:
- Dehnung im Schulter-Nacken-Bereich
- Beweglichkeitsförderung im Nacken und im Brustwirbelbereich
- Dehnung der Armmuskulatur

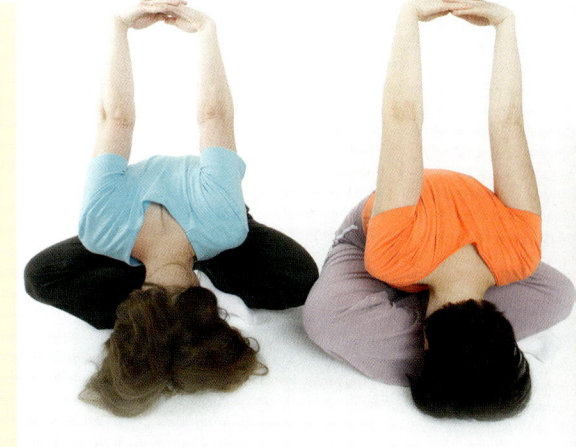

Beweglichkeit – Geschmeidigkeit – Dehnbarkeit

5 | *Schmetterling*

So wird's gemacht:
- Sie sitzen am Boden und legen beide Fußsohlen vor dem Körper zusammen.
- Wenn Sie eine maximale Dehnung der Oberschenkelinnenseiten und im Beckenbodenbereich wünschen, dann ziehen Sie die zusammengelegten Fußsohlen so nahe wie möglich an den Körper heran. Ansonsten schieben Sie die Fußsohlen ein wenig von sich weg.
- Mit den Händen können Sie die Füße umfassen. Wer möchte, kann sich aber auch mit den Händen hinter dem Körper aufstützen.
- Beginnen Sie nun, mit den Knien leicht auf und ab zu wippen. Stellen Sie sich vor, die Flügel eines Schmetterlings zu bewegen.
- Führen Sie die Übung mindestens dreißig Sekunden lang aus.
- Zum Abschluss umfassen Sie beide Füße (wenn Sie es noch nicht getan haben) und beugen Sie den Oberkörper ganz langsam und Wirbel für Wirbel nach vorne in Richtung Füße.
- Halten Sie die Position etwa zehn Sekunden lang. Dann rollen Sie sich Wirbel für Wirbel wieder nach oben, bis der Rücken wieder ganz gerade ist.

Wirkung der Übung:
- Dehnung der Oberschenkelinnenseiten und im Beckenbodenbereich
- Beweglichkeitsförderung im Hüftgelenk
- Dehnung der Rückenmuskulatur
- Linderung von Rückenbeschwerden

Beweglichkeit – Geschmeidigkeit – Dehnbarkeit

6 | Liegender Schmetterling

So wird's gemacht:
- Legen Sie sich auf den Rücken. Beide Beine sind gestreckt.
- Ziehen Sie nun ein Bein an den Oberkörper heran, sodass die Fußsohle zur Mitte des Körpers zeigt. Das Bein wird quer gegen die Brust gezogen. Das andere Bein verbleibt ausgestreckt am Boden. Heben Sie dabei den Kopf an, wenn Ihnen das bequemer ist.
- Halten Sie die Position etwa zehn Sekunden.
- Dann ziehen Sie das andere Bein ebenso an den Körper heran. Die Fußsohlen berühren sich und werden mit den Händen umfasst. Lassen Sie den Oberkörper dabei liegen und entspannen Sie sich für etwa zehn Sekunden.
- Danach wird das Bein, das als erstes an den Oberkörper gezogen wurde, wieder abgelegt. Nur das andere Bein verbleibt quer zur Brust und wird für zehn Sekunden gehalten.
- Danach strecken Sie sich aus. Strecken Sie auch Arme und Beine aus.

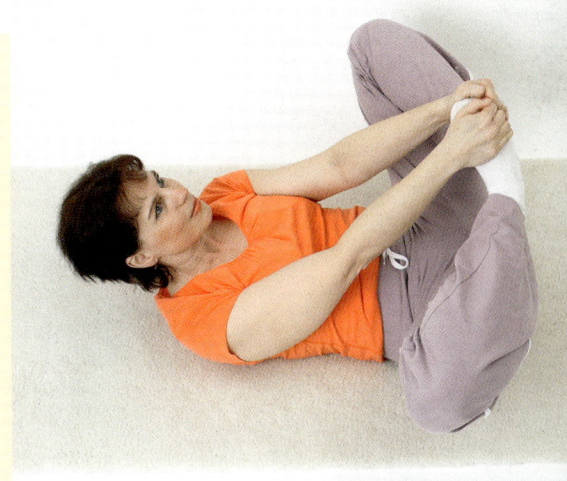

Wirkung der Übung:
- Dehnung der Gesäßmuskeln
- Beweglichkeitsförderung im Hüftgelenk

Beweglichkeit – Geschmeidigkeit – Dehnbarkeit

7 | Kamel

So wird's gemacht:
- Begeben Sie sich in den Fersensitz. Sie sitzen nun auf Ihren Fersen.
- Stützen Sie sich hinter dem Körper mit den Handflächen am Boden auf und lehnen Sie sich mit dem Oberkörper so weit nach hinten wie möglich. Ihre Oberschenkel werden nun gedehnt. Halten Sie die Position etwa zehn Sekunden lang.
- Heben Sie Ihr Gesäß an. Die Hüfte bringen Sie dabei so weit nach oben und vorne wie möglich. Die Arme werden dabei gestreckt.
- Legen Sie vorsichtig den Kopf in den Nacken und halten Sie die Stellung mindestens zehn Sekunden lang. Da die Kamelhaltung ein wenig anstrengend ist, können Sie am Anfang die Haltezeiten auf fünf Sekunden verkürzen.
- Lösen Sie dann die Position, beugen Sie sich nach vorne und legen Sie die Stirn zum Erholen auf den Boden.
- Wiederholen Sie die Übung dreimal.

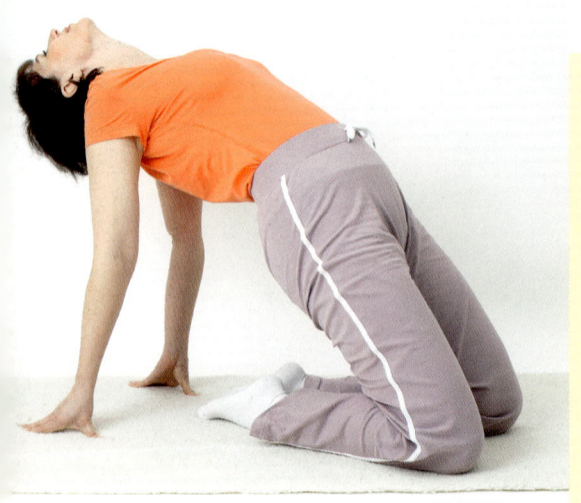

Wirkung der Übung:
- Aktivierung der Gesamtmuskulatur
- Dehnung der Oberschenkel
- Unterstützung der Lungenfunktion

8 | Katze

So wird's gemacht:
- Begeben Sie sich in den Vierfüßlerstand auf alle Viere.
- Runden Sie den Rücken so, dass ein richtig großer Katzenbuckel entsteht. Atmen Sie dabei kräftig ein. Rollen Sie den Kopf dabei ebenso nach innen. Er wird aufs Brustbein gelegt.
- Während der Ausatmung lösen Sie den Katzenbuckel auf. Ihr Bauch wölbt sich nach unten, Ihr Rücken sieht aus wie ein Pferderücken. Das Gesäß wird herausgestreckt und der Kopf in den Nacken gelegt.
- Dann atmen Sie wieder ein und runden den Rücken zum Katzenbuckel.
- Führen Sie die Übung im fließenden Wechsel aus. Ihr Atemrhythmus bestimmt dabei den Stellungswechsel. Nach ungefähr einer Minute beenden Sie die Übung.
- Um die Übung noch zu unterstützen und die Wirkung zu verstärken, beginnen Sie nun, das Gesäß rechts und links hin und her zu schieben. Schieben Sie es im fließenden Wechsel auf die rechte und linke Seite.
- Dies führen Sie etwa eine Minute lang aus. Dann schieben Sie aus dem Vierfüßlerstand heraus das Becken vor und zurück. Die Bewegung soll fließend und dynamisch ausgeführt werden.
- Nach einer weiteren Minute beginnen Sie, mit dem Becken zu kreisen – erst in die eine Richtung, dann in die andere Richtung.
- Beenden Sie die Übung nach einer Minute.

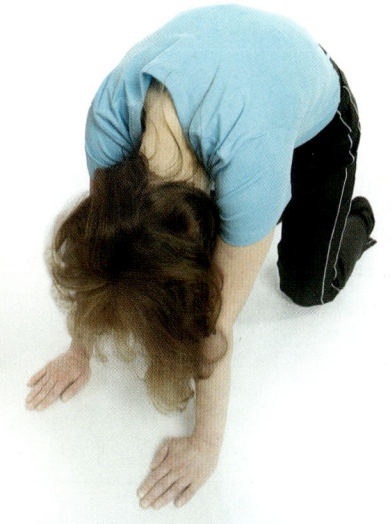

Wirkung der Übung:
- Verbesserung der Beweglichkeit der Wirbelsäule
- Entspannung der Rückenmuskulatur
- Linderung von Rückenbeschwerden, vor allem im Nacken- und Lendenbereich
- bessere Durchblutung und sanfte Massage der weiblichen Organe

9 | Krokodil

So wird's gemacht:
- Legen Sie sich mit dem Rücken auf den Boden.
- Stellen Sie die Beine auf.
- Strecken Sie beide Arme vom Oberkörper im 90-Grad-Winkel weg. Die Handflächen liegen dabei auf dem Boden.
- Kippen Sie nun die aufgestellten Beine auf die rechte Seite, sodass sie den Boden berühren. Die Schultern bleiben dabei am Boden liegen.
- Drehen Sie nun den Kopf am Boden nach rechts, sodass Sie nach rechts blicken können.
- Atmen Sie in den Bauch hinein und halten Sie die Position mindestens dreißig Sekunden lang.
- Dann wechseln Sie die Seite. Dazu kippen Sie die Beine auf die linke Seite und drehen den Kopf auf die rechte Seite. Atmen Sie wieder in den Bauch hinein und halten Sie die Position mindestens dreißig Sekunden lang.
- Danach führen Sie eine Krokodilvariante aus, die die Wirkung der Übung noch verstärkt: Sie liegen auf dem Boden – die Beine sind aber ausgestreckt und liegen parallel – und strecken die Arme zu den Seiten im 90-Grad-Winkel aus. Heben Sie nun das rechte Bein vom Boden an und stellen Sie den Fuß des rechten Beines auf das Knie des linken Beines.

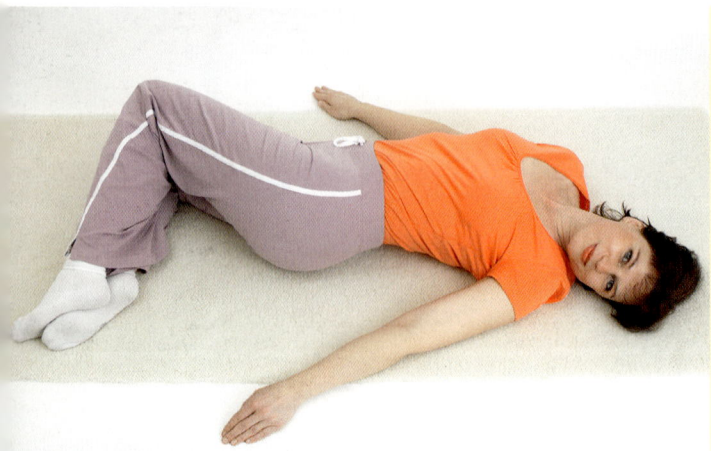

Wirkung der Übung:
- Linderung von Rückenschmerzen, von Nacken- und Schulterbeschwerden
- Drehung im Hals- und Lendenwirbelbereich, dadurch besserer Abtransport von Stoffwechselabfallprodukten

Beweglichkeit – Geschmeidigkeit – Dehnbarkeit

- Kippen Sie nun die Beine so, dass sie sich auf die linke Seite des Körpers drehen. Die Schultern bleiben am Boden. Sie werden die Beine nicht ganz auf den Boden legen können, aber wenigstens in die Richtung.
- Wer möchte, kann das aufgestellte Knie ganz auf den Boden legen. Dann löst sich die rechte Schulter vom Boden. Probieren Sie beide Varianten aus.
- Halten Sie die Position mindestens dreißig Sekunden lang. Atmen Sie fließend ein und aus.
- Dann wechseln Sie die Seite. Dazu legen Sie die Beine wieder parallel nebeneinander und stellen den Fuß des linken Beines auf das Knie des rechten Beines. Kippen Sie die Beine dann nach rechts. Halten Sie die Position wiederum dreißig Sekunden lang.

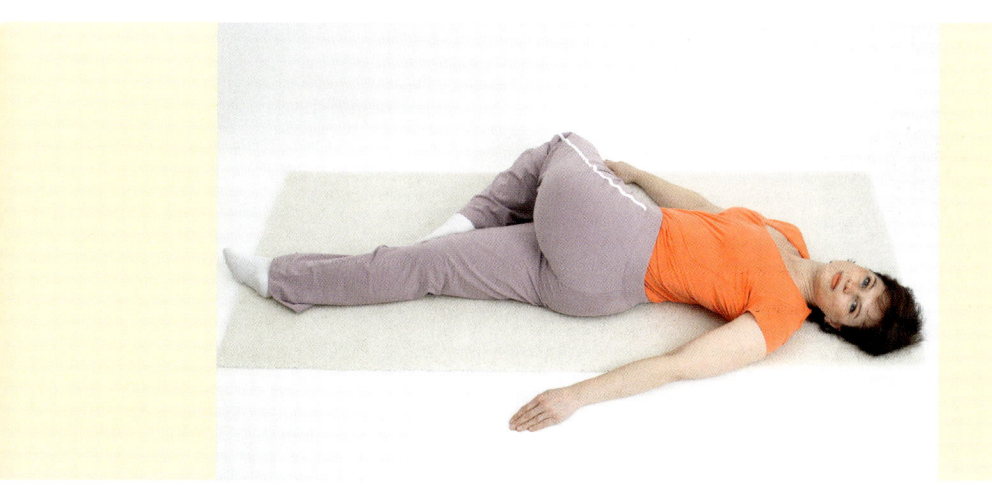

10 | Sternschnuppen

So wird's gemacht:
- Begeben Sie sich in den Vierfüßlerstand.
- Atmen Sie ein und lösen Sie die rechte Hand vom Boden.
- Strecken Sie den rechten Arm gestreckt nach oben Richtung Zimmerdecke. Sie müssen dazu den Oberkörper drehen.
- Schauen Sie mit den Augen der Hand hinterher.
- Während der Ausatmung stellen Sie den Arm wieder zurück und stützen sich mit der Hand wieder am Boden auf.
- Beim nächsten Einatmen lösen Sie die linke Hand vom Boden und strecken den linken Arm nach oben Richtung Zimmerdecke.
- Stellen Sie sich vor, Sternschnuppen vom Himmel zu pflücken.
- Führen Sie die Übung im fließenden Wechsel im Atemrhythmus mindestens dreißig Sekunden lang aus.

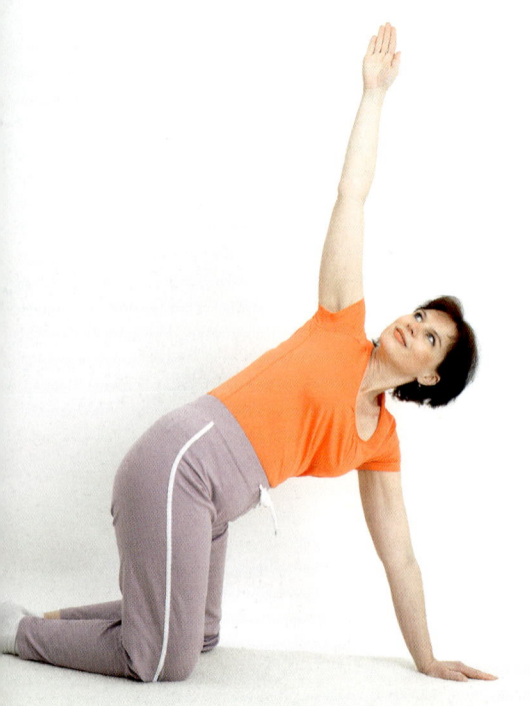

Wirkung der Übung:
- Drehung im Brustwirbel- und im Halswirbelbereich, dadurch Linderung von Rücken- und Nackenbeschwerden
- Beweglichkeitsförderung im Schultergelenk
- Beweglichkeitsförderung der Wirbelsäule
- besserer Abtransport von Stoffwechselabfallprodukten

Beweglichkeit – Geschmeidigkeit – Dehnbarkeit

11 | Besen

So wird's gemacht:
- Begeben Sie sich in den Vierfüßlerstand.
- Lösen Sie die rechte Hand vom Boden.
- Führen Sie den rechten Arm quer am Boden und am Bauch entlang nach links. Der Arm wird dabei ganz unter dem Oberkörper durchgeschoben. Die Fingerspitzen zeigen ebenfalls nach links. Die Handflächen zeigen nach oben. Atmen Sie dabei aus.
- Der Oberkörper wird dabei leicht gedreht, die Hand kann am Boden liegenbleiben.
- Sie schauen Ihrer Hand hinterher.
- Beim Einatmen ziehen Sie den Arm wieder zurück.
- Während der nächsten Ausatmung schieben Sie denselben Arm noch einmal unter dem Oberkörper durch, nur liegt diesmal die Handfläche auf dem Boden.
- Beim Einatmen wird der Arm wieder zurückgezogen.
- Dann wechseln Sie die Seite. Nun wird der linke Arm unter dem Körper durchgeschoben, einmal mit der Handfläche zur Zimmerdecke zeigend, einmal zum Boden zeigend.
- Wiederholen Sie die Übung fließend mindestens dreißig Sekunden lang.

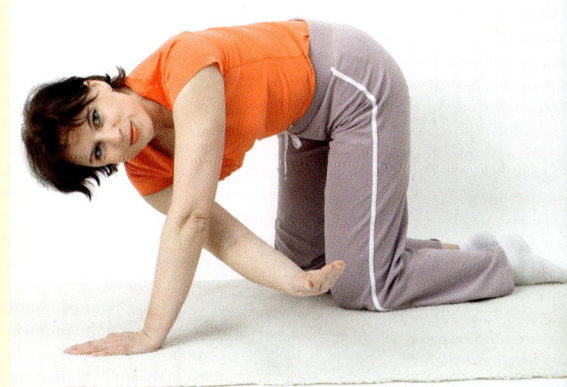

Wirkung der Übung:
- Beweglichkeitsförderung der Wirbelsäule
- Drehung im Hals- und Brustwirbelbereich, dadurch Lösung von Rücken-, Hals- und Schulterbeschwerden
- Lösung im Schultergelenk
- besserer Abtransport von Stoffwechselabfallprodukten

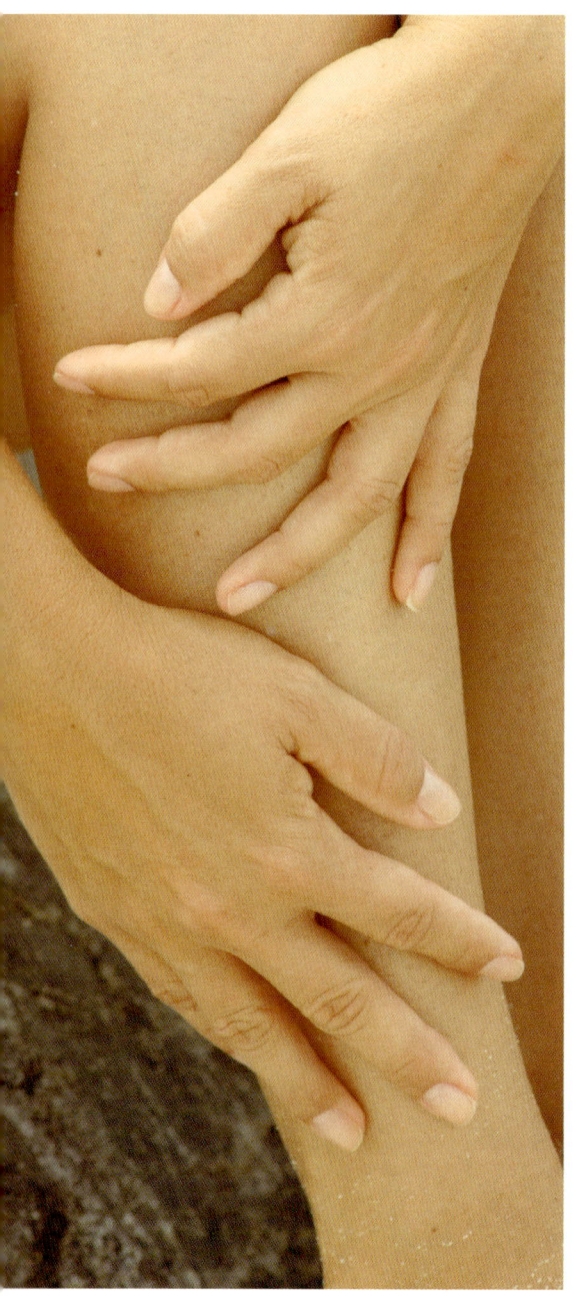

Themenbereich 3: Haut – Knochen – Kraft – Problemzonen

Die folgenden Übungen straffen das Gewebe, bauen Ihre gesamte Muskulatur auf, erhöhen den Muskeltonus und verleihen Ihnen mehr körperliche Kraft.

Während und nach den Wechseljahren verändern sich die körperlichen Proportionen. Das Fettgewebe nimmt zu, Muskelmasse baut sich kontinuierlich ab, und auch die Knochensubstanz verringert sich. Zusätzlich verlangsamt sich der Stoffwechsel. Wenn Sie Ihre Ernährung nicht umstellen, kann es sein, dass Sie schnell an Gewicht zunehmen und Ihre Knochen brüchig werden.

Durch gezielte Übungen aus dem Yoga, vor allem auch aus diesem Themenbereich, können Sie dieser Tendenz entgegenwirken. Zusätzlich helfen Ihnen die folgenden Übungen, Problemzonen anzugehen und die Haut zu straffen. Wenn Sie täglich trainieren, werden Sie schon bald Erfolge erzielen können und merken, dass Ihr gesamtes Körpergewebe fester und straffer wird.

1 | Boot

So wird's gemacht:
- Sie sitzen mit aufgestellten Beinen auf dem Boden.
- Grätschen Sie die Beine so weit wie möglich.
- Runden Sie die Arme vor Ihrem Körper zu einem Kreis. Die Fingerspitzen berühren sich dabei. Die Handflächen zeigen zu Ihnen.
- Lassen Sie sich nun Millimeter um Millimeter mit rundem Rücken nach hinten gleiten, so als ob Sie sich ablegen wollten.
- Jetzt müssen Ihre Bauchmuskeln arbeiten und die Position halten und ausgleichen.
- Irgendwann kommt der Punkt, an dem Ihre Bauchmuskeln kaum mehr halten können.
- Halten Sie an diesem Punkt inne und halten Sie die Position mindestens zehn Sekunden lang.
- Dann lassen Sie sich ganz langsam mit rundem Rücken ganz heruntergleiten, bis Sie mit dem Rücken auf der Unterlage aufliegen.
- Strecken Sie Arme und Beine aus und atmen Sie in den Bauch hinein. Klopfen Sie sanft die Bauchmuskeln ab.
- Rollen Sie sich über eine Körperseite nach oben und wiederholen die Übung noch dreimal.

Wirkung der Übung:
- Kräftigung der geraden Bauchmuskulatur
- Verbesserung der Balance

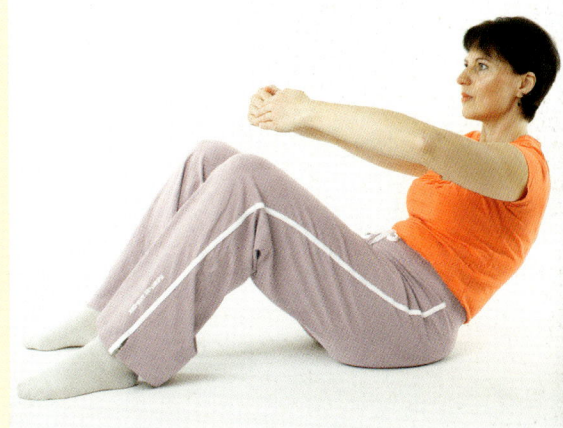

2 | *Ruderboot*

So wird's gemacht:
- Sie liegen auf dem Rücken und stellen die Beine auf.
- Drücken Sie den Lendenwirbelbereich und das Kreuzbein fest gegen die Unterlage.
- Heben Sie den Oberkörper an.
- Strecken Sie beide Arme nach vorne gestreckt aus.
- Versuchen Sie nun, den rechten Arm gestreckt noch weiter nach vorne in Richtung des rechten Fußes zu ziehen. Der Oberkörper beugt sich dabei mit nach rechts.
- Wechseln Sie ohne Pause die Richtung und versuchen Sie, den linken gestreckten Arm in Richtung linken Fuß zu bringen. Der Oberkörper beugt sich ebenfalls nach links.
- Führen Sie die Übung im fließenden Wechsel mindestens dreißig Sekunden lang aus.
- Dann legen Sie sich ab, strecken die Beine aus, atmen in den Bauch hinein und klopfen die Bauchmuskeln leicht ab. Kneten Sie zur Entlastung den Nackenbereich durch.

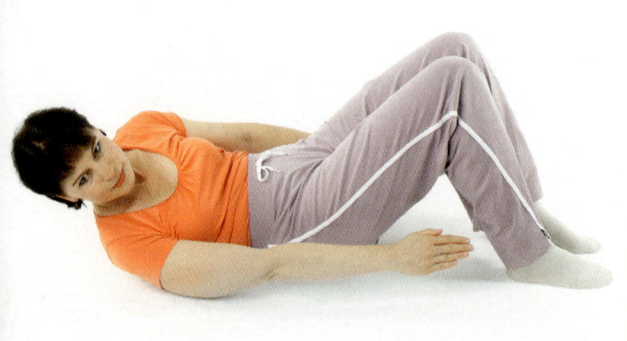

Wirkung der Übung:
- Aktivierung der schrägen Bauchmuskeln
- Taillenformung

Haut – Knochen – Kraft – Problemzonen

3 | Segelschiff im Hafen

So wird's gemacht:
- Nehmen Sie sich einen Stuhl, auf dessen Sitzfläche Sie Ihre Beine auflegen können.
- Legen Sie sich auf den Rücken und legen Sie die Unterschenkel auf den Stuhl. Rücken Sie dazu Ihr Gesäß nahe genug an den Stuhl heran. Oberschenkel und Unterschenkel sollten im rechten Winkel zueinander liegen.
- Drücken Sie den Lendenwirbelbereich und das Kreuzbein gegen die Unterlage.
- Legen Sie die rechte Hand zum Abstützen an den Hinterkopf.
- Heben Sie den Oberkörper, atmen Sie aus und strecken Sie den linken Arm gerade nach oben. Nicht nach vorne, sondern in die Höhe wie das Segel eines Schiffes!
- Versuchen Sie nun, den Oberkörper noch ein wenig anzuheben, damit der gestreckte Arm noch ein bisschen höher reicht.
- Wippen Sie leicht auf und ab wie ein Segelschiff, das im Hafen liegt und auf dem Wasser schaukelt.
- Führen Sie die Übung mindestens dreißig Sekunden lang aus.
- Dann legen Sie sich ab, atmen tief in den Bauch hinein und klopfen die Bauchmuskulatur leicht ab.
- Zum Ausgleich wiederholen Sie die Übung mit dem rechten gestreckten Arm.

Wirkung der Übung:
- Aktivierung der geraden Bauchmuskulatur

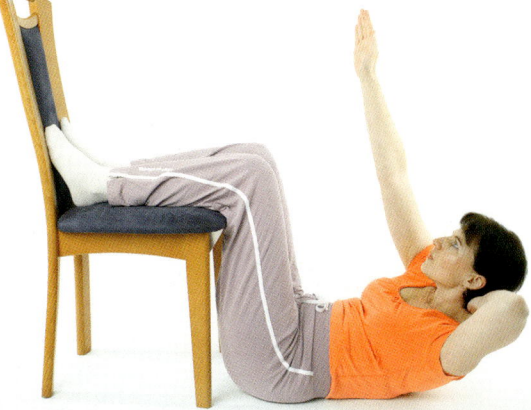

4 | Segelschiff auf großer Fahrt

So wird's gemacht:
- Stellen Sie sich wieder den Stuhl bereit.
- Legen Sie sich auf den Rücken und legen Sie die Beine auf den Stuhl. Ober- und Unterschenkel sollten im rechten Winkel zueinander liegen.
- Drücken Sie fest den Lendenwirbelbereich und das Kreuzbein gegen die Unterlage.
- Umfassen Sie beide Hände und strecken Sie die Arme gerade nach vorne.
- Heben Sie den Oberkörper an.
- Strecken Sie die umfassten Arme einmal zur rechten und einmal zur linken Körperseite im stetigen Wechsel. Stellen Sie sich vor, Sie wären ein Segelschiff auf großer Fahrt.
- Führen Sie also die gestreckten Arme einmal links am Körper vorbei, dann wieder rechts.
- Nach dreißig Sekunden lösen Sie die Hände und legen sich wieder ab. Atmen Sie tief in den Bauch hinein, klopfen Sie die Bauchmuskeln ab und kneten Sie den Nackenbereich gut durch.
- Wiederholen Sie die Übung dreimal.

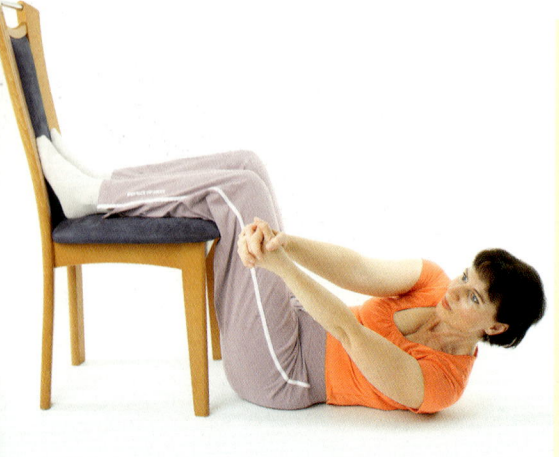

Wirkung der Übung:
- Aktivierung der schrägen Bauchmuskulatur

5 | Pendel

So wird's gemacht:
- Begeben Sie sich in den Vierfüßlerstand.
- Strecken Sie das rechte Bein gerade nach hinten und wippen Sie es rhythmisch auf und ab.
- Versuchen Sie, die Bewegung durch den gesamten Körper gleiten zu lassen, also nicht starr nur mit dem Bein zu wippen, sondern den Bewegungsimpuls bis zu den Armen nach vorne durchzulassen.
- Wechseln Sie nach dreißig Sekunden die Seite und strecken Sie das linke Bein aus, um damit zu wippen.

Wirkung der Übung:
- Kräftigung der Arm- und Beinmuskulatur
- Aktivierung der Gesäßmuskulatur
- Aktivierung der Rücken- und Brustmuskulatur

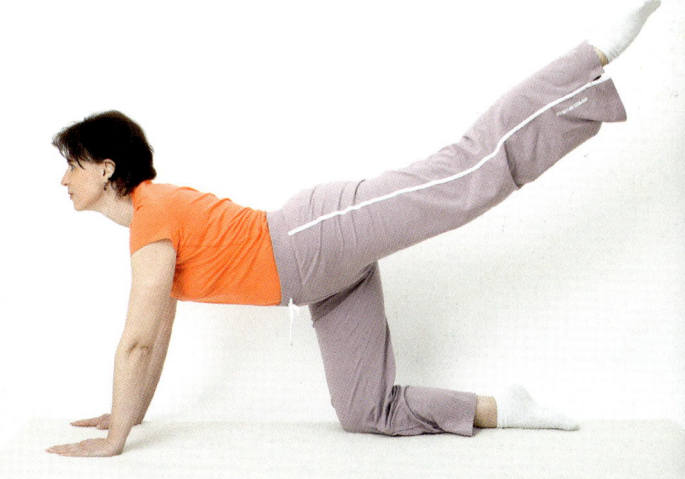

6 | Brücke

So wird's gemacht:
- Legen Sie sich auf den Rücken.
- Stellen Sie die Beine auf.
- Ihre Schultern liegen ganz entspannt auf der Unterlage, die Arme liegen seitlich am Körper.
- Heben Sie nun langsam das Gesäß so weit nach oben, wie es Ihnen möglich ist.
- Halten Sie die Position mindestens zehn Sekunden lang.
- Beginnen Sie dann, das Becken zu drehen. Kippen Sie es nach rechts und nach links, wiegen und schütteln Sie es, bewegen Sie es geschmeidig auf und ab. Spielen Sie mit dem Becken, während es in die Luft erhoben ist.
- Nach dreißig Sekunden senken Sie das Becken wieder ab, strecken sich am Boden aus und entspannen den Körper.
- Wiederholen Sie die gesamte Übung dreimal.

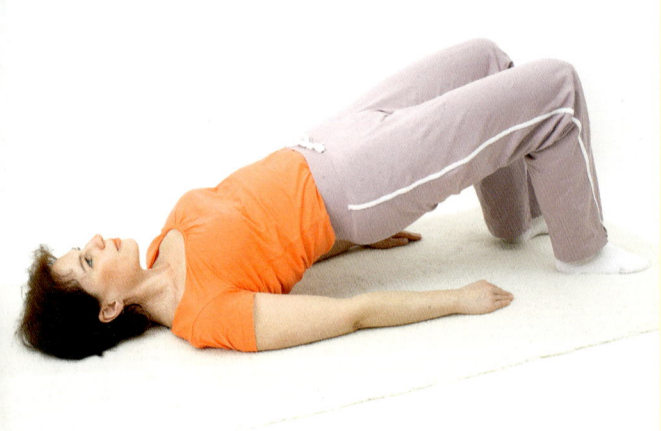

Wirkung der Übung:
- Beweglichkeitsförderung der Wirbelsäule und des Beckens
- Aktivierung der Rückenmuskeln
- Linderung von Rückenbeschwerden, Kreuzschmerzen und Verspannungen im unteren Rücken
- Aktivierung, Massage und Durchblutung der weiblichen Organe
- Hilfe bei Verdauungsproblemen und Lösen von Blähungen

7 | Tisch

So wird's gemacht:
- Setzen Sie sich auf den Boden und stützen Sie sich mit den Händen hinter dem Körper ab.
- Stellen Sie die Beine auf.
- Drücken Sie nun das Gesäß ganz weit nach oben, sodass der Oberkörper ganz gerade aussieht. Sie stützen sich mit den Händen und Füßen ab. Die Fingerspitzen zeigen nach vorne, die Fußspitzen ebenfalls.
- Oberschenkel, Bauch, Rücken und Brust bilden eine Linie. Sie sehen aus wie ein Tisch.
- Halten Sie die Position mindestens zehn Sekunden lang.
- Dann senken Sie das Gesäß und setzen sich wieder ab. Schütteln Sie die Arme aus und kreisen Sie mit den Schultern.
- Wiederholen Sie die Übung dreimal.

Wirkung der Übung:
- Kräftigung der gesamten Muskulatur, insbesondere der Arme und Beine

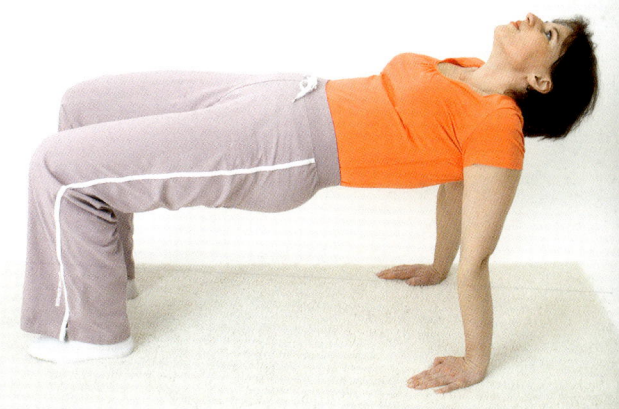

8 | Waage

So wird's gemacht:
- Stellen Sie sich vor einen Stuhl. Benutzen Sie dabei die Stuhllehne als Haltestange.
- Halten Sie sich mit beiden Händen an der Stuhllehne fest. Rücken Sie dabei so weit von der Lehne ab, dass die Arme einigermaßen gestreckt bleiben können.
- Strecken Sie nun ein Bein gerade nach hinten.
- Versuchen Sie, das Bein so hoch zu strecken, dass Rücken und gestrecktes Bein eine gerade Linie bilden.
- Halten Sie die Position mindestens zehn Sekunden lang.
- Dann beginnen Sie, das Bein auf und ab zu bewegen. Bitte ganz kontrolliert und langsam!
- Führen Sie diesen Teil der Übung mindestens dreißig Sekunden lang aus.
- Nehmen Sie dann das Bein wieder herunter und schütteln Sie Arme und Beine aus.
- Dann wiederholen Sie die Übung mit dem anderen Bein.
- Führen Sie die gesamte Übung noch einmal aus.

Wirkung der Übung:
- Haltungsschulung
- Aktivierung der Rückenmuskeln
- Aktivierung der Bein- und Gesäßmuskulatur

Haut – Knochen – Kraft – Problemzonen

9 | Heuschrecke

So wird's gemacht:
- Sie liegen auf dem Bauch. Arme und Beine sind parallel gestreckt. Die Arme sind nach vorne gestreckt.
- Atmen Sie nun ein und heben Sie den Oberkörper an. Heben Sie gleichzeitig den rechten Arm und das linke Bein etwa drei Zentimeter weg vom Boden.
- Atmen Sie aus und legen Sie den Oberkörper sowie Arm und Bein wieder ab.
- Atmen Sie erneut ein und heben Sie den Oberkörper, den linken Arm und das rechte Bein etwa drei Zentimeter weg vom Boden.
- Beim Ausatmen legen Sie den Körper ab und erholen sich kurz.
- Führen Sie die Übung im fließenden Wechsel etwa eine halbe Minute lang aus.

Wirkung der Übung:
- Aktivierung der gesamten Rückenmuskulatur
- Aktivierung der Arm- und Beinmuskulatur

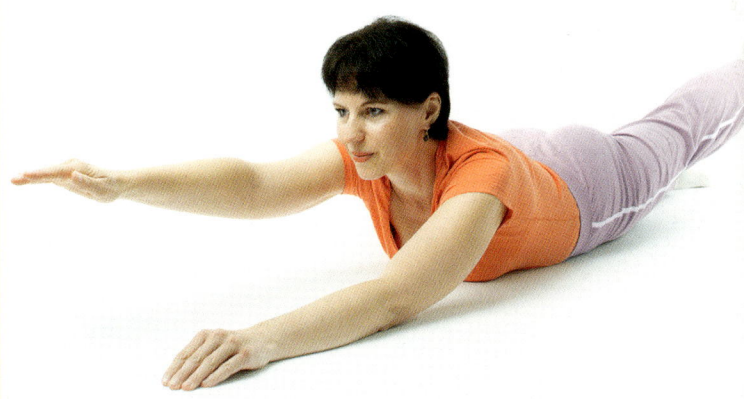

Haut – Knochen – Kraft – Problemzonen

10 | *Heckenschere*

So wird's gemacht:
- Legen Sie sich auf die rechte Körperseite. Die Beine sind gestreckt. Den Kopf können Sie mit der rechten Hand abstützen. Oder Sie legen sich mit dem Kopf auf den Boden.
- Winkeln Sie nun das linke Bein an und stellen es mit der Fußsohle direkt vor das Knie des ausgestreckten rechten Beines.
- Heben Sie nun das rechte, gestreckte Bein an und wippen Sie mit diesem Bein auf und ab.
- Führen Sie die Übung mindestens dreißig Sekunden lang aus.
- Dann drehen Sie sich auf die andere Körperseite und wiederholen die Übung mit dem anderen Bein ebenfalls dreißig Sekunden lang.

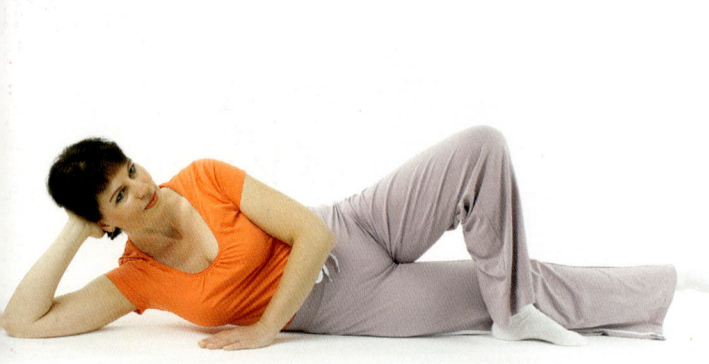

Wirkung der Übung:
- Aktivierung und Kräftigung der Oberschenkelinnenseiten

Themenbereich 4: Beckenboden

Bei fast allen Frauen wird der Beckenboden während der ersten Schwangerschaft und nach der Entbindung instabil. Mit konsequenter Rückbildungsgymnastik und speziellem Beckenbodentraining kann diese Muskelplatte „zwischen den Beinen" rund um die Scheide herum wieder gestärkt werden.

Während der Wechseljahre kommt es wiederum zu einem Verlust der Muskelkraft des Beckenbodens. Dies hängt mit der hormonellen Umstellung zusammen und bleibt auch im Alter stets aktuell. Das heißt, dass konsequentes Beckenbodentraining bis ans Lebensende für Frauen ab den Wechseljahren wichtig wird, um keine Senkungsbeschwerden zu bekommen oder inkontinent zu werden und Urin oder Stuhlgang nicht mehr halten zu können (und dann Windeln oder Einlagen tragen zu müssen).

Beckenbodentraining ist nicht schwer und kann ganz einfach in den Alltag integriert werden. Auch hier gilt, dass die Übungen unabhängig sind von der Aufwärmphase! Sie können immer und überall angewandt werden. Wichtig ist, dass Sie Ihren Alltag überprüfen und Risikofaktoren vermeiden, die den Beckenboden zusätzlich schwächen, wie etwa das Tragen von schweren Lasten.

Da der Beckenboden eine Muskelplatte ist, die aus drei Schichten besteht, werden beim Yoga alle drei Schichten trainiert. Nur so ist gewährleistet, dass sich die Muskulatur allmählich stabilisiert. Rechnen Sie bei einem täglichen Beckenbodentraining mit mindestens einem halben Jahr, bis der Beckenboden wieder einigermaßen stabil ist. Gleichzeitig sollten Sie stets darauf achten, dass Sie Ihren Alltag beckenbodenfreundlich gestalten, sonst hat das Beckenbodentraining keinen Sinn und Sie „treten auf der Stelle" und können keine Fortschritte erzielen.

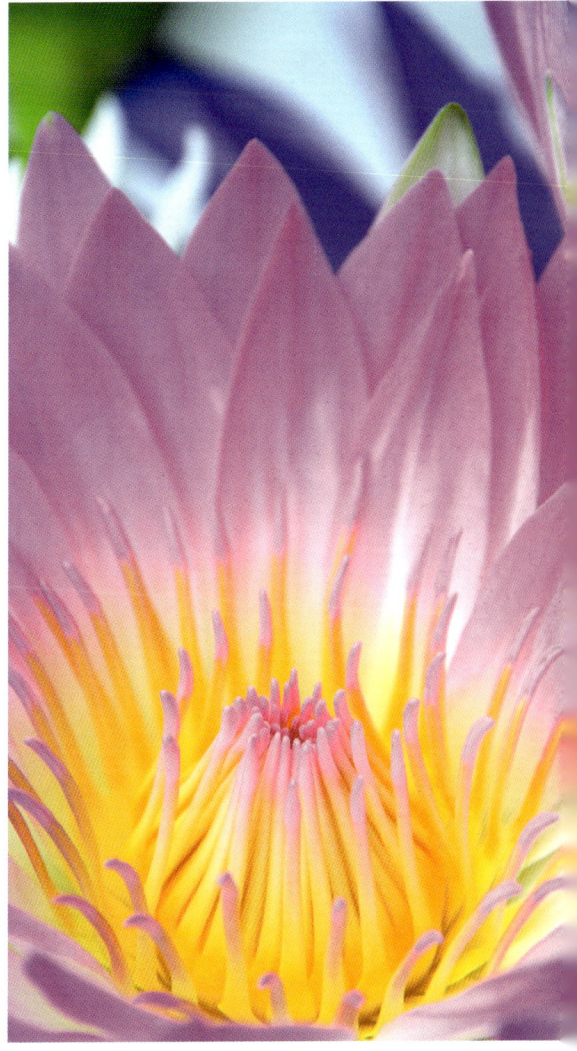

1 | Beckenboden-Feueratmung

So wird's gemacht:
- Stellen Sie sich vor, Sie müssten eine Kerze ausblasen. Um dies zu bewerkstelligen, müssen Sie kräftig pusten. Dabei wird die Bauchmuskulatur kontrahiert. Es gibt zwei Möglichkeiten, eine Kerze auszupusten: Sie pusten mit geöffnetem Mund oder Sie pusten mit einem kräftigem Atemstoß aus den Nasenlöchern. Beides ist bei der Beckenboden-Feueratmung wichtig und richtig.
- Setzen Sie sich mit aufgerichteter Wirbelsäule auf den Boden (oder auf einen Stuhl).
- Atmen Sie kräftig mit dem Mund aus (dies ist die einfachere Variante). Dazu spitzen Sie die Lippen und atmen kurz und kräftig aus.
- Gleichzeitig spannen Sie die äußere Beckenbodenschicht an. Das ist die ringförmige Schließmuskulatur, mit der Sie auch den Harnstrahl unterbrechen. Sie „kneifen" und „verschließen" die Scheide. Der Ringmuskel wird aktiviert.
- Die Einatmung erfolgt automatisch. Die Bauchmuskulatur löst und entspannt sich ebenso schnell, wie sie sich angespannt hat.
- Pusten Sie nun wieder und spannen Sie wieder die äußere Beckenbodenschicht an.
- Lassen Sie danach alles wieder los.
- Pusten Sie zunächst kontrolliert. Zählen Sie innerlich im Viererrhythmus mit. Das heißt, Sie atmen auf 1 kräftig aus und zählen innerlich weiter 2, 3, 4. Danach lösen Sie die Spannung.
- Dann atmen Sie wieder auf 1 aus und zählen innerlich weiter auf 2, 3, 4. So atmen Sie rhythmisch eine Minute lang.
- Wechseln Sie nun zur Nase. Wiederholen Sie die gesamte Übung, indem Sie ausschließlich kräftig über die Nase aus- und einatmen. Dasselbe wiederholen Sie im Viererrhythmus eine Minute lang.
- Versuchen Sie abschließend das Tempo zu steigern und ein wenig schneller den Wechsel von Aus- und Einatmung erfolgen zu lassen. Erst versuchen Sie es dreißig Sekunden mit dem Mund, dann dreißig Sekunden mit der Nase.

Wirkung der Übung:
- Beckenbodenaktivierung der äußeren Beckenbodenschicht (Ringmuskulatur)
- Aktivierung des Stoffwechsels
- Massage der inneren Organe und bessere Durchblutung des Bauchraums
- Aktivierung des hormonellen Systems

2 | *Beckenbodenverschluss und Pulsieren im Dammbereich*

So wird's gemacht:
- Setzen Sie sich mit aufgerichteter Wirbelsäule auf den Boden (oder auf einen Stuhl).
- Ziehen Sie nun alle Muskeln rund um Scheide, Anus und Harnröhre zusammen. Das Kontrahieren gleicht der Vorstellung, den Harnstrahl unterbrechen zu wollen.
- Legen Sie nun die Zunge an den inneren Rand der oberen Schneidezähne. Der Mund wird dabei geöffnet. Tönen Sie laut ein langgezogenes „L". Halten Sie derweil die Beckenbodenspannung mindestens zehn Sekunden.
- Nun entspannen Sie komplett und warten weitere zehn Sekunden, bevor Sie zum zweiten Teil der Übung kommen.
- Spannen Sie wieder den Bereich um den Damm einschließlich des Schließmuskels an und tönen Sie ein langgezogenes „L", während die Zunge am inneren Rand der oberen Schneidezähne liegt.
- Beginnen Sie nun, die Spannung minimal zu lösen und gleich wieder anzuziehen. Das Gefühl sollte wie ein Pulsieren oder Vibrieren sein. Anspannen, nur wenig lösen, wieder kräftiger anspannen, wieder minimal lösen usw.
- Führen Sie diesen Teil der Übung mindestens dreißig Sekunden lang aus.
- Dann beenden Sie die Übung und entspannen sich.

Wirkung der Übung:
- Beckenbodenaktivierung der äußeren Beckenbodenschicht
- sexuelle Stimulation
- Aktivierung der Prana-Energie (Lebensenergie) an der Wirbelsäulenbasis (Diese Kraft wird auch Kundalini-Energie genannt.)
- wirkt gegen Verstopfung und Durchfall

3 | Lotusblüte

So wird's gemacht:
- Sie sitzen mit aufgerichteter Wirbelsäule auf dem Boden (oder auf einem Stuhl)
- Sie atmen nun in kleinen „Häppchen" mit geöffnetem Mund auf „F" aus. Ihr Atemfluss wird jetzt portioniert: Sie atmen „f-f-f-f-f", immer wieder einen kleinen Atemzug lang, bis die Luft aus Ihren Lungen gewichen ist. Ihre Bauchmuskeln werden dabei ebenfalls kontrahiert.
- Während dieser Ausatmungsphase verschließen Sie gleichzeitig den äußeren Beckenboden, die Schließmuskeln, Scheide, Harnröhre und Dammbereich. Dies geschieht wiederum in kleinen Portionen. Die Muskeln werden also nicht „am Stück" angespannt, sondern nach und nach immer intensiver, bis der Dammbereich fest verschlossen ist.
- Stellen Sie sich dazu eine Lotusblüte vor, die ganz allmählich ihre Blütenblätter verschließt, nicht auf einmal, sondern in kleinen Schritten und Etappen. Genauso etappenweise verschließen Sie den Schließmuskel.
- Sobald Sie ganz ausgeatmet haben und der Beckenboden verschlossen ist, halten Sie eine Sekunde lang die Luft an, dann lassen Sie die Einatmung erfolgen, die automatisch vonstatten geht.
- Während der gesamten Einatmung öffnet sich der Beckenboden fließend. Das heißt, dass der Beckenboden jetzt nicht mehr etappenweise geöffnet wird, sondern sich während der Einatmung entfalten darf. Auch die Bauchmuskulatur entfaltet sich fließend. Ihr Körper „öffnet" sich wie eine Lotusblüte.
- Wiederholen Sie die gesamte Übung dreimal.

Wirkung der Übung:
- Beckenbodenaktivierung der äußeren Beckenbodenschicht
- sexuelle Stimulation
- Aktivierung des hormonellen Systems
- Massage der inneren Organe und bessere Durchblutung des Bauchraums

4 | Schraubstock

So wird's gemacht:
- Sie sitzen aufrecht auf der vordersten Kante eines Stuhls. Ihre Wirbelsäule ist ganz gerade. Die Füße liegen gut am Boden auf. Die Fußspitzen zeigen leicht nach außen.
- Schieben Sie nun beide Handflächen unter das Gesäß. Die „harten Stellen", die Sie jetzt spüren, gehören zum Becken und heißen Sitzbeinhöcker. An diesen Sitzbeinhöckern ist die mittlere Schicht des Beckenbodens befestigt. Diese Schicht bewegt sich wie ein Akkordeon auf und zu. Die Aufgabe dieser Beckenbodenschicht ist es, sämtlichen Druck im Bauchraum abzufangen. Dazu gehört das Tragen von Lasten, das Husten, Niesen und jegliche körperliche Erschütterung wie beim Joggen oder Hüpfen.
- Sie aktivieren diese Schicht, indem Sie versuchen, die Sitzbeinhöcker (und somit auch die Gesäßhälften) aufeinander zu zu schieben (wie ein Akkordeon, das zusammengeschoben wird).
- Schieben Sie nun die Sitzbeinhöcker aufeinander zu. Um dies zu bewerkstelligen, müssen Sie zusätzlich auch die Oberschenkel zu Hilfe nehmen, die den Bewegungsimpuls ins Becken bringen. Die Bewegung selbst ist nur minimal. Dennoch ist jetzt Spannung im Bauchraum aufgebaut.
- Zusätzlich drücken Sie mit dem Körpergewicht auf die großen Zehen.
- Sie fühlen sich jetzt wie im Schraubstock – ganz unter Spannung. Dieses Gefühl verleiht der Übung auch den Namen.
- Halten Sie die Spannung mindestens zehn Sekunden lang.
- Dann lösen Sie die Spannung, nehmen die Hände wieder nach vorne und entspannen sich weitere zehn Sekunden.
- Wiederholen Sie die Übung mindestens sechsmal.

Wirkung der Übung:
- Aktivierung der mittleren Beckenbodenschicht

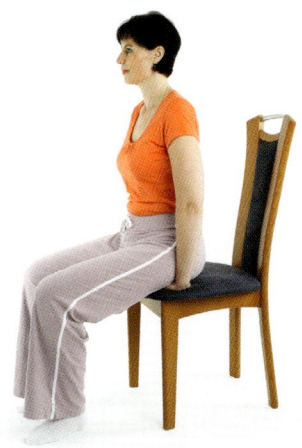

5 | Beckenschaukel

So wird's gemacht:
- Sie liegen auf dem Rücken und stellen die Beine an. Die Arme liegen ganz entspannt an den Körperseiten.
- Bewegen Sie jetzt Ihr Becken: Kippen Sie es so nach vorne, dass am Rücken ein Hohlkreuz entsteht.
- Dann kippen Sie es wieder zurück, sodass der Rücken ganz gegen die Unterlage gedrückt wird.
- Im fließenden Wechsel kippen Sie das Becken vor und zurück. Beim Zurückkippen aktivieren Sie kurz den gesamten Beckenboden einschließlich des Gesäßes. Bleiben Sie kurz in dieser Position (der Rücken liegt fest auf der Unterlage, kein Hohlkreuz ist zu spüren), bevor Sie das Becken wieder vorkippen, sodass eine Hohlkreuzhaltung entsteht.
- Nach dreißig Sekunden wechseln Sie die Beckenrichtung. Jetzt kippen Sie das Becken auf die rechte und linke Körperseite. Bewegen Sie es dabei ganz sanft über das Kreuzbein hinweg zur rechten und dann zur linken Gesäßhälfte.
- Nach dreißig Sekunden halten Sie inne und beginnen nun, mit dem Becken zu kreisen: Beschreiben Sie einen liegenden Kreis in eine Richtung, so als ob Sie ein Ziffernblatt am Kreuzbein angebracht hätten und jetzt die Ziffern „antupfen". Nach weiteren dreißig Sekunden kreisen Sie in die andere Richtung.
- Dann strecken Sie die Beine aus und entspannen sich.

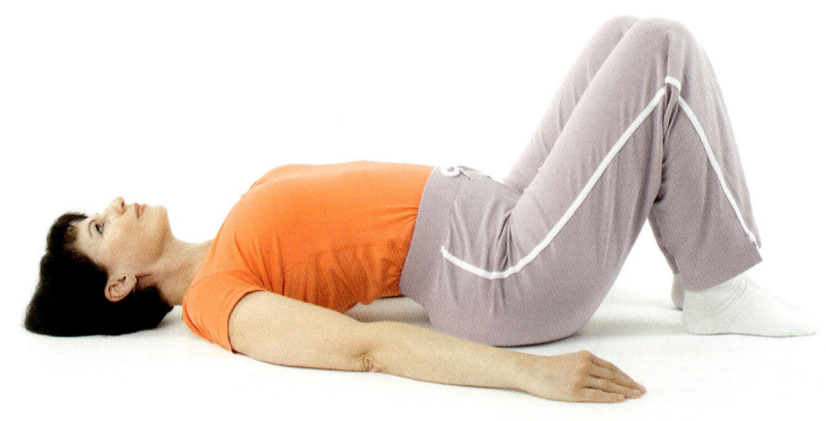

Beckenboden

- Der zweite Teil widmet sich der Beckenbodenentspannung. Heben Sie dabei aus der Liegeposition (die Beine sind angestellt) das Becken nach oben. Entspannen Sie den Beckenboden. Aus dieser Position heraus muss Ihr Beckenboden auch keine Trage- und Haltearbeit verrichten, weil er „ganz oben an höchster Körperstelle" positioniert ist.
- Versuchen Sie, aus dieser Position heraus, die Schließmuskeln zu aktivieren. Führen Sie die Aktivierung wie ein Pulsieren mindestens dreißig Sekunden lang aus.
- Dann legen Sie sich ab und entspannen sich.
- Führen Sie die gesamte Übung zweimal aus.

Wirkung der Übung:
- Beweglichkeitsförderung der Wirbelsäule und des Beckens
- Linderung von Kreuzschmerzen und anderen Rückenschmerzen
- Aktivierung, Entspannung und Entlastung des Beckenbodens

Beckenboden

6 | Beckenbodenhaltung

So wird's gemacht:
- Stellen Sie sich aufrecht und schulterbreit mit beiden Füßen auf den Boden.
- Sinken Sie leicht in den Knien ein.
- Kippen Sie nun Ihr Becken nach vorne. Ihr Schambein wird dabei in Richtung Kopf gerichtet, ihr Steißbein in Richtung Boden.
- Spüren Sie in diese Haltung hinein. Oberschenkel und Gesäß erhalten Spannung. Der gesamte Bauchraum steht unter Spannung.
- Sie aktivieren jetzt die innerste Beckenbodenschicht, die den Bauchraum abschließt und dafür Sorge trägt, dass alle inneren Organe am Platz bleiben, sodass es zu keinen Senkungsbeschwerden kommen kann.
- Halten Sie die Position mindestens dreißig Sekunden lang. Dann lockern Sie sich und wiederholen die Übung dreimal.

Wirkung der Übung:
- Aktivierung der inneren Beckenbodenschicht

Themenbereich 5: Koordination und neuronale Vernetzung

Nicht nur der Körper verändert sich während der Wechseljahre. Je älter wir werden, desto mehr müssen wir auch auf unsere mentale Fitness achten. Die folgenden Übungen aus dem Yoga-Programm sorgen dafür, dass die neuronale Vernetzung nicht stoppt, sondern neue nervliche Verknüpfungen im Körper erfolgen. Koordination, Gleichgewichtsübungen und Übungen, die das Gehirn aktivieren, tragen dazu bei, unsere geistige Fitness zu behalten und die Merkfähigkeit sowie das Denkvermögen im Allgemeinen zu fördern.

Ganz besonders helfen die folgenden Übungen, den geistigen Abbau zu stoppen. Ihnen allen ist gleich, dass sie besonders „Überkreuzbewegungen" beinhalten. Überkreuzbewegungen tragen dazu bei, den Austausch zwischen rechter und linker Gehirnhälfte zu stärken und ein ganzheitliches Denken zu fördern. Auffassungsgabe, Kreativität und geistige Flexibilität sind bis ins hohe Alter kein Ding der Unmöglichkeit. Die folgenden Übungen tragen also dazu bei, geistig flexibel zu sein und sich von jeglicher Art des „Starrsinns" zu entfernen.

Was Sie darüber hinaus für Ihre geistige Fitness tun können: Lesen Sie viel, beschäftigen Sie sich mit interessanten neuen Herausforderungen, haben Sie Freude an Denksportaufgaben und lassen Sie sich inspirieren und motivieren, eigene Ideen zu entwickeln und Ihre Kreativität zu fördern. Die Wechseljahre ermöglichen Ihnen ganz neue Chancen. Vielleicht möchten Sie etwas Neues erlernen oder eine Tätigkeit vertiefen und ausbauen? Seien Sie stets offen, tauschen Sie sich mit anderen Menschen aus (vor allem auch mit Menschen aus anderen Altersstufen, um deren Ansichten und Meinungen zu vernehmen und sich inspirieren zu lassen) und bleiben Sie geistig aktiv, indem Sie sich geistigen Herausforderungen stellen.

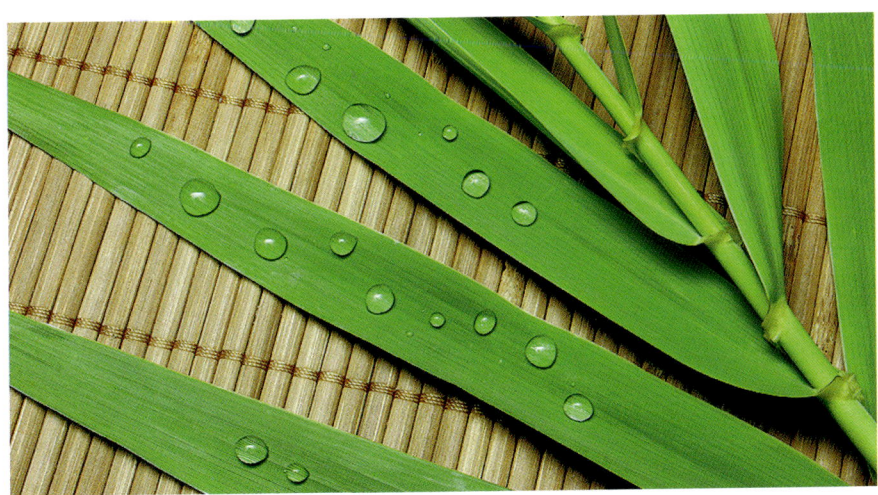

Koordination und neuronale Vernetzung

1 | Sonne und Mond

So wird's gemacht:
- Stellen Sie sich aufrecht hin; die Füße etwa um Schulterbreite auseinander.
- Atmen Sie ein und strecken Sie den rechten Arm gerade nach oben über den Kopf. Gleichzeitig strecken Sie den linken Arm gerade zur Seite, aber nicht rechtwinklig, sondern ein wenig tiefer. Das linke Bein winkeln Sie dabei an und legen die Fußsohle seitlich ans Knie.
- Atmen Sie aus und wechseln Sie komplett die Seite. Jetzt wird der linke Arm gerade nach oben über den Kopf gestreckt, der rechte Arm gerade zur Seite und das rechte Bein seitlich am Knie angewinkelt.
- Wechseln Sie nun dynamisch ohne Pause die Seiten. Folgen Sie dabei Ihrem Atemrhythmus.
- Wenn Sie zu einer beschwingten Musik üben, können Sie sich dem Rhythmus der Musik anpassen. Ihr Atemfluss sollte sich dann aber ebenso anpassen.
- Führen Sie die Übung mindestens dreißig Sekunden lang aus.
- Danach schütteln Sie Ihren Körper leicht aus und lassen die Arme kurz nach vorne baumeln.

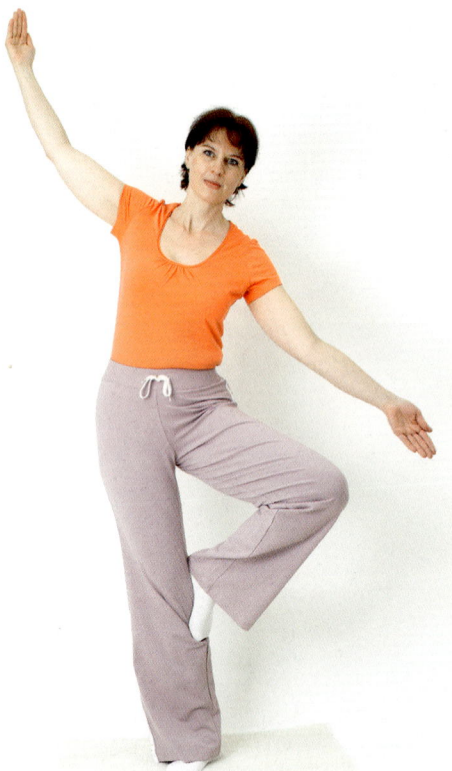

Wirkung der Übung:
- Kreislaufaktivierung und Muskelerwärmung
- Förderung des Koordinationsvermögens
- Förderung des Gleichgewichtssinns
- Stressabbau, Energetisierung und Vitalisierung
- Aktivierung des Zellstoffwechsels

Koordination und neuronale Vernetzung

2 | Himmel und Erde

So wird's gemacht:
- Stellen Sie sich aufrecht hin; die Füße etwa um Schulterbreite auseinander.
- Strecken Sie beide Arme auf der rechten Seiten schräg am Kopf vorbei nach oben.
- Atmen Sie ein.
- Während der Ausatmung führen Sie die Arme vorne am Körper herunter, bis sie schräg nach unten in Richtung des linken Fußknöchels zeigen.
- Dann atmen Sie wieder ein und führen die Arme wieder schräg nach oben zur rechten Seite über den Kopf.
- Beim Ausatmen führen Sie die Arme wieder nach links unten.
- Wiederholen Sie diese Bewegung im schnellen, fließenden Wechsel, sodass der Rhythmus zu Ihrer Atmung passt.
- Führen Sie diese Bewegung mindestens dreißig Sekunden lang aus.
- Dann wechseln Sie die Seite. Nun werden die Arme nach links oben und rechts unten im Wechsel geführt. Auch diese Bewegung führen Sie mindestens dreißig Sekunden lang aus.

Wirkung der Übung:
- Kreislaufaktivierung und Muskelerwärmung
- Koordinationstraining
- Taillenformung
- Aktivierung des Zellstoffwechsels
- Durchblutung und Erwärmung des gesamten Körpers
- Massage der inneren Organe

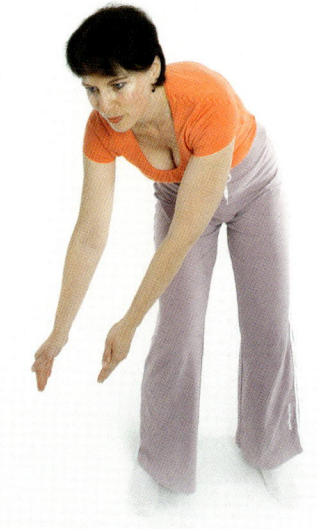

Koordination und neuronale Vernetzung

3 | Liegende Acht

So wird's gemacht:
- Stellen Sie sich aufrecht hin; die Füße etwa um Schulterbreite auseinander.
- Schwingen Sie nun mit beiden Armen vor dem Körper hin und her.
- Versuchen Sie, eine „liegende Acht" mit den Armen zu formen.
- Während Sie schwingen, werden die Arme also wie eine liegende Acht, das Unendlichkeitszeichen, vor dem Körper bewegt.
- Lassen Sie den Atem mitfließen und übernehmen Sie den Schwung mit dem gesamten Körper.
- Schwingen Sie mindestens eine Minute lang.

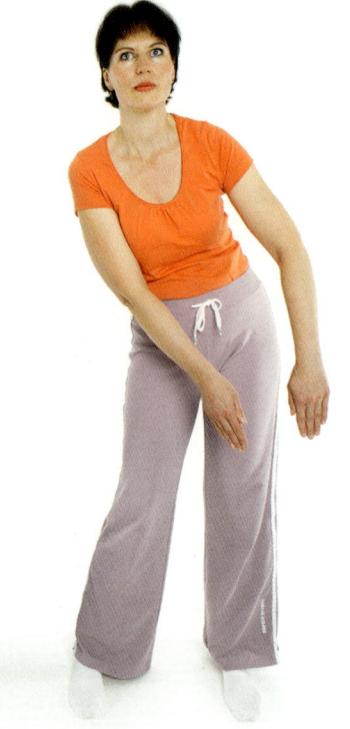

Wirkung der Übung:
- Herz-Kreislauf-Aktivierung und Muskelerwärmung
- Aktivierung des Zellstoffwechsels
- Koordinationstraining
- Abbau von Stoffwechselabfallprodukten

4 | Nachtsonne

So wird's gemacht:
- Stellen Sie sich aufrecht hin; die Füße etwa um Schulterbreite auseinander.
- Gehen Sie in die Knie und strecken Sie den rechten Arm schräg nach oben über den Kopf an der rechten Körperseite entlang. Die Handfläche zeigt dabei nach oben.
- Gleichzeitig strecken Sie den linken Arm aus und legen ihn auf das rechte Knie. Die Hand liegt dabei mit dem Handrücken auf dem Knie.
- Atmen Sie ein. Schauen Sie der gestreckten Hand hinterher.
- Während der Ausatmung wechseln Sie die Position. Nun wird der linke Arm schräg nach oben zur linken Körperseite gestreckt. Die rechte Hand wird mit dem Handrücken auf das linke Knie gelegt. Schauen Sie der gestreckten Hand hinterher.
- Wechseln Sie im dynamischen Fluss die Seiten mindestens dreißig Sekunden lang.

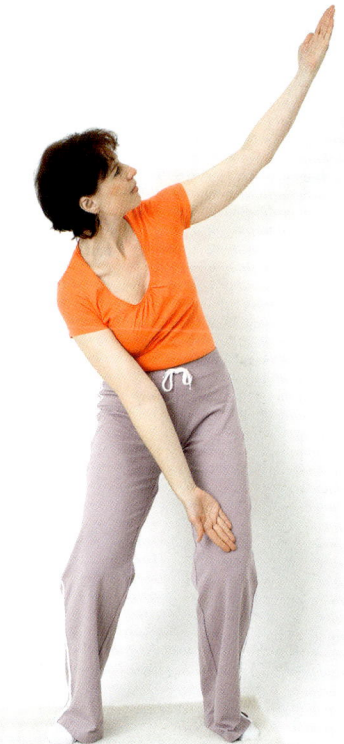

Wirkung der Übung:
- Kreislaufaktivierung, Muskelerwärmung
- Massage der inneren Organe
- Koordinationstraining
- Seitendehnung
- Aktivierung des Zellstoffwechsels

Koordination und neuronale Vernetzung

5 | *Mondkuss*

So wird's gemacht:
- Stellen Sie sich aufrecht hin; die Füße etwa um Schulterbreite auseinander.
- Überkreuzen Sie nun die Beine so, dass das rechte Bein vor das linke gestellt wird.
- Die Arme nehmen Sie gestreckt über den Kopf auf die rechte Körperseite.
- Atmen Sie ein.
- Während der Ausatmung ziehen Sie die Arme in die Mitte vor Ihren Oberkörper und stellen die Beine wieder nebeneinander.
- Dann wechseln Sie schwungvoll die Seite.
- Atmen Sie ein, führen Sie die Arme auf die andere Körperseite und stellen Sie ihr linkes Bein gekreuzt vor das rechte.
- Danach ziehen Sie während der Ausatmung die Arme wieder in die Mitte vor Ihren Oberkörper und stellen die Beine nebeneinander.
- Im fließenden Wechsel führen Sie die gesamte Übung dynamisch mindestens dreißig Sekunden lang aus.

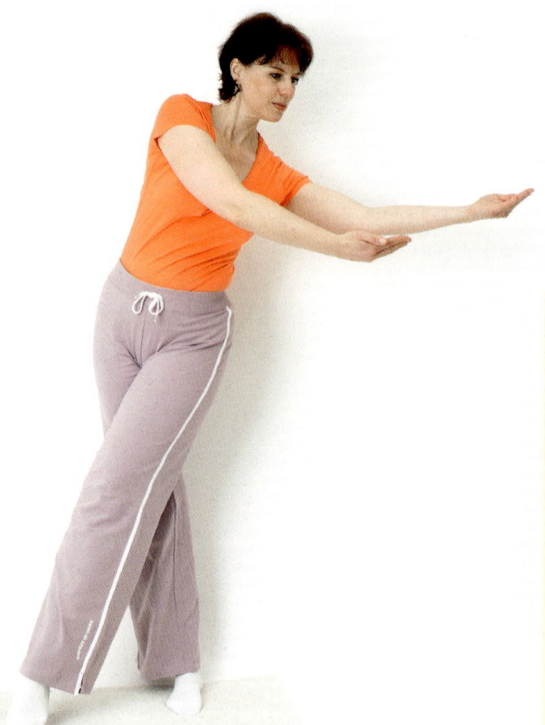

Wirkung der Übung:
- Kreislaufaktivierung und Muskelerwärmung
- Seitendehnung und Dehnung des gesamten Körpers
- verbesserte Durchblutung
- verbesserter Abtransport von Stoffwechselabfallprodukten
- Massage der inneren Organe
- Koordinationstraining
- Linderung von Rückenbeschwerden
- Aktivierung des Zellstoffwechsels

6 | Drehsitz

So wird's gemacht:
- Setzen Sie sich aufrecht auf den Boden und strecken Sie beide Beine parallel nach vorne aus. Stützen Sie sich mit beiden Händen hinter dem Körper ab.
- Atmen Sie ein und legen Sie das rechte Bein über das linke Bein.
- Stellen Sie das rechte Bein jetzt auf, sodass es auf der Fußsohle steht, und ziehen Sie es nahe an den Körper heran. Wenn die Fußsohle in Höhe des gestreckten Knies ist, so ist das auch in Ordnung.
- Legen Sie die linke Hand auf das hochgestellte Knie. Drücken Sie sich am Knie ab.
- Drehen Sie den Oberkörper so, dass Sie über die rechte Schulter schauen können.
- Halten Sie die Position mindestens zehn Sekunden lang. Zur Verstärkung können Sie auch den linken Arm seitlich an den Körper stellen, am aufgestellten Knie vorbei. Dadurch wird die Drehung im Lendenbereich verstärkt.
- Dann lösen Sie die Übung auf und wiederholen alles auf der anderen Seite: Dazu wird das linke Bein über das rechte gelegt und auf die Fußsohle gestellt. Die rechte Hand liegt auf dem aufgestellten Knie. Sie drehen sich über die linke Schulter.

Wirkung der Übung:
- Koordinationstraining
- Rotation im Lenden- und Halswirbelbereich, dadurch besserer Abtransport von Stoffwechselabfallprodukten

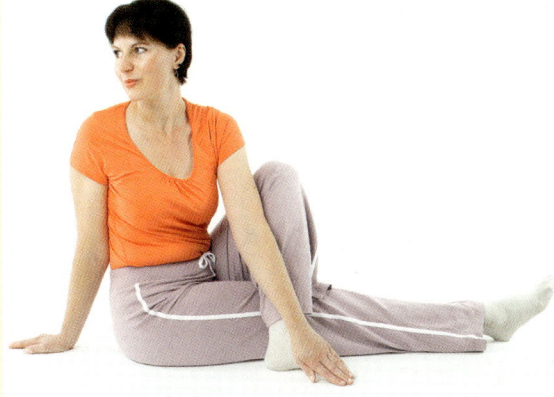

Koordination und neuronale Vernetzung

7 | Gedrehtes Dreieck

So wird's gemacht:
- Sie stehen aufrecht mit weit gegrätschten Beinen. Die Fußspitzen zeigen nach vorne oder leicht schräg zu den Seiten.
- Legen Sie nun die rechte Hand auf das linke Knie. Dabei müssen Sie sich nach vorne beugen.
- Rutschen Sie nun ein wenig mit der rechten Hand tiefer in Richtung Schienbein. Wenn möglich, rutschen Sie mit der Hand bis zum Knöchel des linken Beines.
- Der linke Arm wird gerade nach oben über den Kopf gestreckt.
- Sie sehen nun aus wie ein gedrehtes Dreieck.
- Halten Sie die Position mindestens zehn Sekunden.
- Dann richten Sie sich wieder auf und wiederholen die Übung mit der anderen Hand.

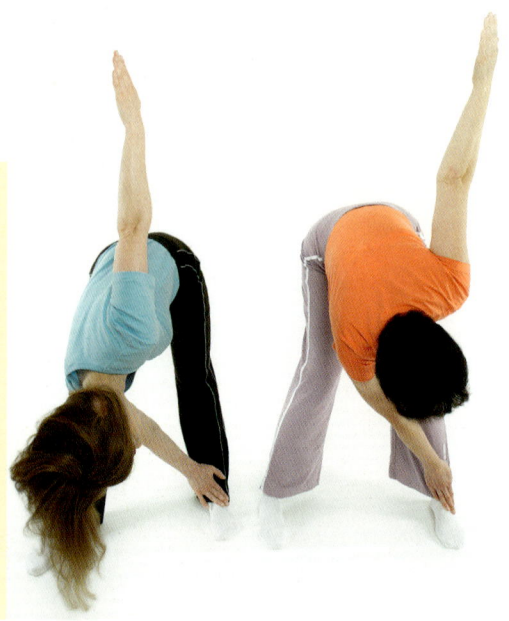

Wirkung der Übung:
- Koordinationstraining
- Beweglichkeitsförderung
- Aktivierung der gesamten Körpermuskulatur

Themenbereich 6: Hormonaktivierung und Stoffwechselaktivierung

Dieser Themenbereich gehört mit zu den wichtigsten des Yoga für die Wechseljahre. Er sorgt nämlich dafür, das hormonelle System wieder in Schwung zu bringen, so weit dies eben möglich ist. Natürlich können die Übungen nicht dafür sorgen, dass die Wechseljahre ganz ausbleiben und Sie bis ins hohe Alter hinein körperlich fruchtbar bleiben und Kinder bekommen können. Doch die Übungen tragen dazu bei, den hormonellen Spiegel einigermaßen ins Gleichgewicht zu bringen und den Hormonmangel nicht allzu drastisch zu erleben. Gleichzeitig sorgen sie dafür, die Lebensenergie (Prana) zu aktivieren und somit Leib und Seele zu energetisieren. Damit beugen die Übungen Erschöpfungszuständen, körperlicher Müdigkeit und dem Gefühl von Ausgelaugtsein und Kraftlosigkeit vor. Die Aktivierung der Hormone und die Aktivierung des gesamten Stoffwechsels tragen dazu bei, sich wohl und energiegeladen zu fühlen sowie mit Wechseljahrsbeschwerden besser umgehen zu können und weniger unter hormonellen Schwankungen zu leiden.

Sie werden beim Üben feststellen, dass dieser Themenbereich hauptsächlich von Atemübungen getragen wird, allen voran die Feueratmung. Sie ist es, die den Körper energetisiert und das Prana wieder zum Fließen bringt. Einige körperliche Übungen werden deshalb mit der Feueratmung kombiniert. So verstärkt sich die energetisierende Wirkung auf Leib und Seele. Die Feueratmung können Sie natürlich jederzeit zusätzlich zum Einsatz bringen. Selbst beim Autofahren ist es möglich, diese Atemübung auszuführen. Sie steht Ihnen jederzeit zur Seite und hilft, stets Energie und Lebenskraft zur Verfügung zu haben.

Innerhalb dieses Themenbereichs kommen nun auch Mantras und Mudras vor. Mantras sind gesprochene Worte und Silben aus dem Sanskrit (der Ur-Sprache des Yoga). Sie stellen „heilige Klänge" dar, die über die Sprache energetisierend oder beruhigend wirken. Mudras sind Fingerhaltungen. Die Aktivierung der Lebensenergie (Prana) erfolgt über die Aktivierung der Handreflexzonen. Die Fingerhaltungen unterstützen die körperlichen Übungen und intensivieren sie.

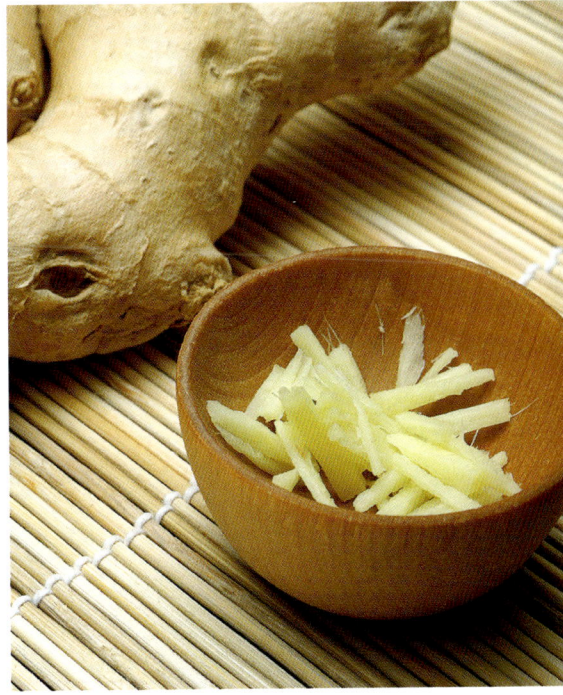

Hormonaktivierung und Stoffwechselaktivierung

1 | Kleiner Drache
(Feueratmung mit Mund und Nase)

So wird's gemacht:
- Setzen Sie sich aufrecht auf einen Stuhl oder auf den Boden und stellen Sie sich vor, Sie müssten eine Kerze ausblasen.
- Legen Sie zur Kontrolle eine Hand auf den Bauch.
- Formen Sie mit den Lippen einen kleinen Kreis und „pusten" Sie im schnellen Wechsel, so als ob Sie eine Flamme ausblasen wollten.
- Während der kurzen und sehr heftigen Ausatmung, die mit dem Mund erfolgt, zieht sich die Bauchmuskulatur weit nach innen. Sie spüren diese Bewegung, weil Sie eine Hand auf den Bauch gelegt haben.
- Pusten Sie zunächst langsam und gleichmäßig, aber dennoch stark und kräftig. Bei jeder pustenden Ausatmung wird der Bauch kurz aktiviert. Der Bauchnabel bewegt sich dabei in Richtung Körpermitte. Stellen Sie sich einen Blasebalg vor, der die Glut im Kamin entfacht.

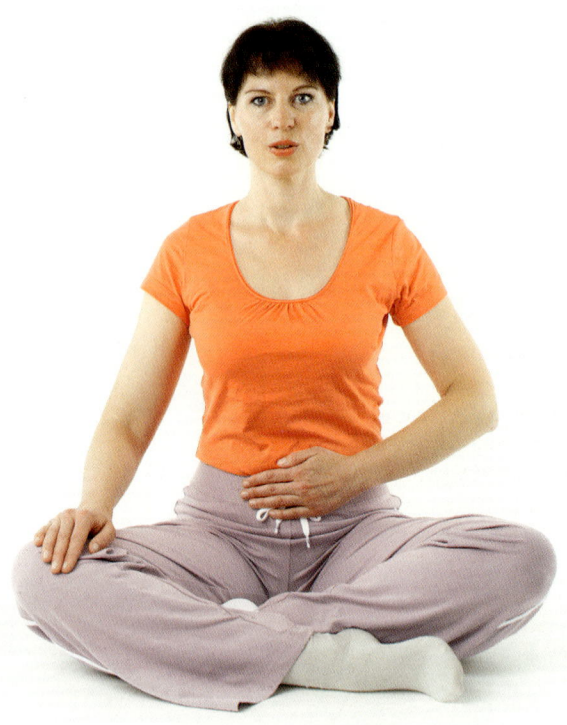

Hormonaktivierung und Stoffwechselaktivierung

- Nach zehn Sekunden steigern Sie das Tempo. Pusten Sie ein wenig schneller, aber immer noch rhythmisch.
- Wer möchte, kann nach weiteren zehn Sekunden noch einmal das Tempo steigern.
- Dann atmen Sie eine Minute lang ganz normal ein und aus.
- Danach versuchen Sie, die Übung noch einmal auszuführen, jetzt allerdings ausschließlich mit der Nase. Das heißt, Sie atmen ebenso kräftig durch die Nase ein und aus. Wieder wird die Bauchmuskulatur aktiviert, der Nabel in Richtung Wirbelsäule gezogen. Spüren Sie den Unterschied zur Mundatmung.

Die Atemvariante mit dem Mund wirkt nicht nur energetisierend, sondern auch stark erwärmend und sollte während einer Hitzewallung und im Hochsommer nicht ausgeführt werden. Ebenso sollte sie bei hohem Blutdruck nicht angewandt werden.

Die Atemvariante mit der Nase wirkt energetisierend und wird besonders zur Hormonaktivierung empfohlen.

Wirkung der Übung:
- Erwärmung des gesamten Körpers (Mundvariante)
- Blutdrucksteigerung (Mundvariante)
- Abbau von Stress und negativen Emotionen, vor allem von Wut und Frust (Mundvariante)
- Hormonaktivierung (Nasenvariante)
- Aktivierung der Bauchmuskulatur (beide Varianten)
- Vitalisierung und Energetisierung (beide Varianten)
- Massage der inneren Organe (beide Varianten)

Hormonaktivierung und Stoffwechselaktivierung

2 | Vollatmung

So wird's gemacht:
- Legen Sie sich auf den Boden und stützen Sie sich mit den Unterarmen am Boden auf. Ihr Oberkörper zeigt nach oben.
- Holen Sie tief Luft und lassen Sie den Atem tief in den Körper hineinfließen.
- Zuerst füllt die Atemluft den Bauch, dann fließt sie weiter in den Brustkorb hinein und erfüllt schließlich den gesamten Oberkörper bis zum Hals. Nun passt keine Luft mehr in den Körper hinein.
- Sie halten für eine Sekunde die Luft an, dann erst atmen Sie aus und lassen die Atemluft ebenso langsam wieder aus dem gesamten Körper fließen. Sie atmen „nach unten" hin aus, also vom Hals bis zum Bauch.
- Zuerst fließt die Atemluft aus dem Halsbereich, dann aus dem Brustbereich und schließlich aus dem Bauchbereich heraus. Auf diese Weise erhalten Sie ganz viel Sauerstoff.

Um kein Überangebot an Sauerstoff zu erhalten, führen Sie die gesamte Übung höchstens dreimal hintereinander aus. Dann reicht es. Ansonsten würde in einem zu kurzem Zeitabstand zu viel Sauerstoff in den Körper fließen, und Ihnen würde schwindlig werden. Denn ein Überangebot an Sauerstoff muss erst einmal vom Körper verarbeitet werden.

Sie werden spüren: Diese Übung wirkt wie ein Jungbrunnen und öffnet Ihren gesamten Körper.

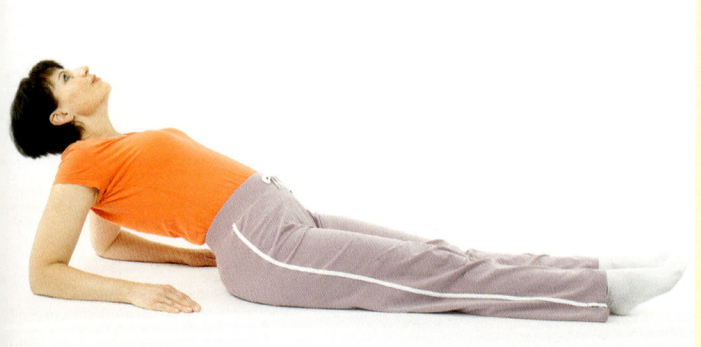

Wirkung der Übung:
- optimale Versorgung des Körpers mit Sauerstoff und Nährstoffen
- Verjüngungsfaktor
- Energetisierung und Vitalisierung, um Stress abzubauen und leistungsfähig zu sein
- hormonelle Aktivierung
- bessere Durchblutung im gesamten Bauchraum

3 | *Kleine Schnarch-Atmung*
(nicht bei Schilddrüsen-Überfunktion anwenden!)

So wird's gemacht:
- Setzen Sie sich aufrecht auf den Boden oder auf einen Stuhl.
- Schließen Sie komplett den Mund und atmen Sie „schnarchend" durch die Nase ein. Dabei wird die Stimmritze teilweise geschlossen.
- Die Atemenergie sammelt sich im Hals-Chakra und aktiviert die Schilddrüse.
- Atmen Sie gleichmäßig und fließend mindestens dreißig Sekunden lang zum Hals-Chakra hin.
- Wiederholen Sie die Übung nach einer Pause von dreißig Sekunden noch einmal.

Wirkung der Übung:
- Aktivierung der Schilddrüsenhormone

4 | Eisenbahn-Atmung

So wird's gemacht:
- Setzen Sie sich aufrecht auf den Boden oder auf einen Stuhl.
- Legen Sie eine Hand auf den Bauch.
- Stellen Sie sich vor, eine Eisenbahn zu sein, die Zischlaute von sich gibt. Ihr Zischlaut ist ein lautes, kräftiges „tsch".
- Führen Sie den Zischlaut aus, indem Sie dreimal kurz hintereinander laut „tsch-tsch-tsch" sagen. Ihr Bauch wird dabei aktiviert. Der Nabel zieht sich in Richtung Wirbelsäule wie bei der Feueratmung.
- Führen Sie die Übung nun in folgendem Rhythmus aus: dreimal kurz hintereinander „tsch-tsch-tsch" sagen, dann fünf Sekunden Pause machen. Dann wieder dreimal hintereinander „tsch-tsch-tsch" sagen. Wieder fünf Sekunden Pause. Und wieder von vorne.
- Eine Minute lang sollten Sie diese Übung ausführen.
- Zum Schluss lassen Sie die Eisenbahn „auszischen": Sagen Sie ganz laut „tsch", wobei der Zischlaut „sch" die ganze Ausatmung über erfolgt. Der Bauch wird dabei bis ganz nach innen gezogen und der Beckenbodenschließmuskel mit angespannt.
- Dann entspannen Sie sich.
- Wiederholen Sie die gesamte Übung dreimal.

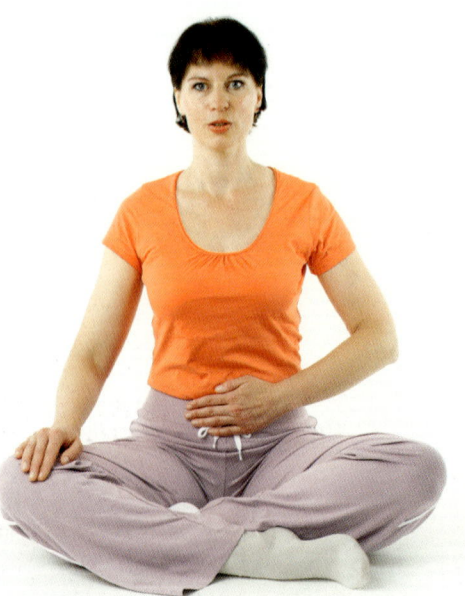

Wirkung der Übung:
- hormonelle Aktivierung
- Energetisierung des Körpers
- Massage der inneren Organe
- Aktivierung der Prana-Energie im Wurzel-Chakra

Hormonaktivierung und Stoffwechselaktivierung

5 | Beinaktivität mit Nasen-Feueratmung

So wird's gemacht:
- Legen Sie sich auf den Rücken und schieben Sie sich ein Kissen unter die Lendenwirbelsäule.
- Stellen Sie die Beine auf.
- Ziehen Sie nun ein Bein an den Oberkörper heran.
- Atmen Sie dabei kräftig aus wie bei der Feueratmung beschrieben. Der Nabel zieht sich in Richtung Wirbelsäule. Das Ausatmen erfolgt nur mit der Nase.
- Stellen Sie das Bein dann während der Einatmung wieder ab.
- Atmen Sie wieder kräftig aus wie bei der Feueratmung (siehe Seite 90). Der Nabel zieht sich in Richtung Wirbelsäule. Das andere Bein wird an den Oberkörper herangezogen.
- Beim Einatmen stellen Sie das Bein wieder zurück.
- Führen Sie die gesamte Übung mindestens eine Minute lang aus.

Wirkung der Übung:
- Hormonaktivierung
- Massage der inneren Organe
- Energetisierung des gesamten Körpers
- Verdauungshilfe bei Blähungen und Verstopfung

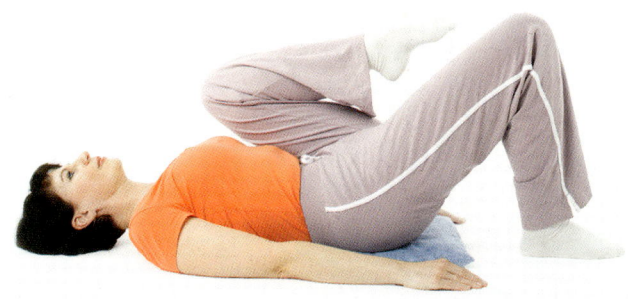

6 | Beinstöße mit der Nasen-Feueratmung

So wird's gemacht:
- Legen Sie sich auf den Rücken und schieben Sie sich ein Kissen unter den Lendenwirbelbereich.
- Ziehen Sie beide Beine an den Oberkörper heran.
- Stoßen Sie nun abwechselnd einmal das linke Bein vom Körper weg nach vorne und wieder das rechte Bein vom Körper weg nach vorne. Während das eine Bein nach vorne gestoßen wird (nicht nach oben!), wird das andere wieder an den Körper herangezogen.
- Um die Lendenwirbelsäule zusätzlich zu stützen, können Sie beide Hände noch unter das Gesäß schieben, um nicht ins Hohlkreuz zu gelangen.
- Bei jedem Fußtritt nach vorne wenden Sie die Feueratmung mit der Nase an. Atmen Sie also kräftig mit der Nase aus und ziehen Sie den Bauchnabel nach innen Richtung Wirbelsäule.
- Führen Sie die Übung mindestens eine Minute lang aus.
- Danach ziehen Sie die Beine wieder an den Oberkörper heran und wippen mit den Unterschenkeln. Die Fersen werden dabei gegen das Gesäß getreten. Die Hände liegen wieder unter dem Gesäß zum Abstützen der Lendenwirbelsäule.
- Die Drehbewegung findet in den Knien statt. Die Unterschenkel und Fersen bewegen sich in Richtung Gesäß im schnellen Wechsel eine Minute lang.
- Wiederholen Sie danach die gesamte Übung noch einmal.

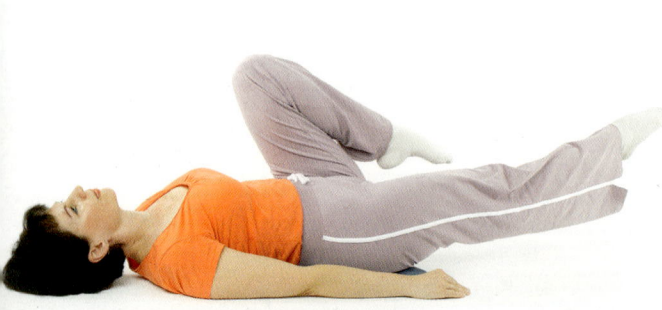

Wirkung der Übung:
- Hormonaktivierung
- Stoffwechselaktivierung
- Energetisierung des gesamten Körpers
- besondere Aktivierung der Bauchmuskeln

Hormonaktivierung und Stoffwechselaktivierung

7 | Brücke mit Nasen-Feueratmung

So wird's gemacht:
- Sie liegen auf dem Rücken und stellen die Beine an.
- Heben Sie nun das Gesäß nach oben.
- Lassen Sie die Arme ganz entspannt neben dem Körper liegen.
- Beginnen Sie nun mit der Nasen-Feueratmung. Dabei atmen Sie kräftig mit der Nase aus und ziehen den Bauchnabel in Richtung Wirbelsäule.
- Führen Sie die Übung mindestens dreißig Sekunden lang aus.
- Danach lassen Sie Ihr Becken vibrieren: Schütteln Sie es, kippen Sie es, rollen und kreisen Sie es. Das Becken ist dabei immer noch oben ohne Bodenkontakt.
- Nach weiteren dreißig Sekunden legen Sie den Körper ab und strecken sich entspannt ganz aus.
- Wiederholen Sie die Übung einmal.

Wirkung der Übung:
- Energetisierung des Körpers
- Entlastung des Beckenbodens
- Hormonaktivierung
- bessere Durchblutung des Bauchraums
- Massage der inneren Organe

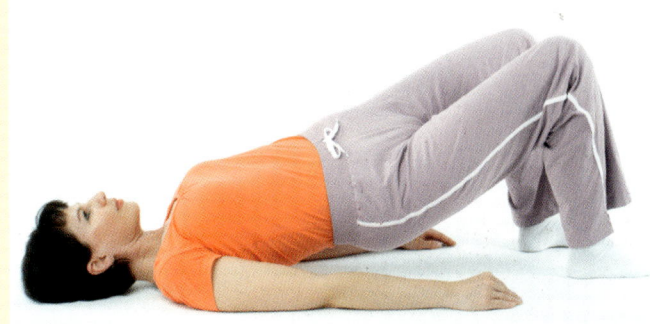

8 | Seitlicher Blasebalg mit Nasen-Feueratmung

So wird's gemacht:
- Legen Sie sich ausgestreckt auf die rechte Körperseite. Sie können den Kopf mit der rechten Hand abstützen oder sich ganz hinlegen.
- Heben Sie nun das linke Bein gestreckt nach oben.
- Führen Sie schwungvoll das linke Bein wieder herunter zum liegenden Bein hin.
- Dabei führen Sie die Nasen-Feueratmung aus. Ziehen Sie beim Ausatmen mit der Nase kräftig den Nabel in Richtung Körpermitte.
- Ihr ganzer Körper ist jetzt der Blasebalg.
- Führen Sie die Bewegung langsam im Rhythmus Ihres Atems aus.
- Nach einer halben Minute wechseln Sie die Seiten und führen die Übung mit dem anderen Bein ebenso dreißig Sekunden lang aus.

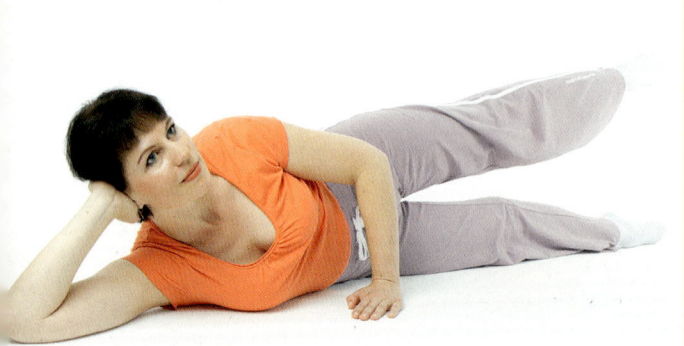

Wirkung der Übung:
- Hormonaktivierung
- Beinmuskelaktivierung
- bessere Durchblutung im Bauchraum
- Massage der inneren Organe

Hormonaktivierung und Stoffwechselaktivierung

9 | *Kerze mit Fußwinken und Nasen-Feueratmung*
(nicht ausführen bei hohem Blutdruck!)

So wird's gemacht:
- Legen Sie sich auf den Rücken und schieben Sie sich ein Kissen in den Lendenwirbelbereich.
- Zusätzlich schieben Sie Ihre Handflächen unter das Gesäß, um die Lendenwirbelsäule zu stützen.
- Führen Sie nun beide Beine gerade nach oben und beginnen Sie, mit den Füßen zu winken. Sie bewegen die Füße also auf und ab.
- Nach etwa zehn Sekunden heben Sie zusätzlich die Hüfte an. Ihre Hände stützen die Hüfte ab. Ihre Daumen liegen in den Hüften, auf den Darmbeinschaufeln, die restlichen Finger liegen im Kreuzbeinbereich.
- Führen Sie nun die Nasen-Feueratmung aus. Der Nabel zieht sich in Richtung Wirbelsäule. Sieben tiefe Atemzüge sollten erfolgen.
- Wer möchte, kann zusätzlich die Beine grätschen, um die Beinmuskeln zu dehnen.
- Führen Sie die Beine nun gestreckt auf und ab, als ob Sie mit den ganzen Beinen winken wollten. Diese Variante führen Sie zehn Sekunden lang aus.
- Legen Sie die Beine vorsichtig ab und entspannen Sie sich.

Wirkung der Übung:
- Aktivierung von Hypophyse, Zirbeldrüse und Schilddrüse
- Nervenstärkung
- Durchblutung des Gehirns
- vorbeugend gegen Krampfadern
- allgemeine Verjüngung
- Energetisierung des gesamten Körpers

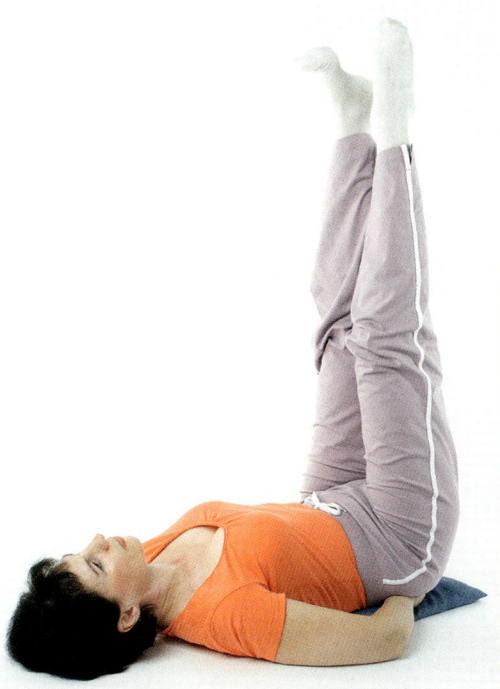

Hormonaktivierung und Stoffwechselaktivierung

10 | Kleiner Fisch mit Nasen-Feueratmung
(nicht bei Schilddrüsen-Überfunktion ausführen!)

So wird's gemacht:
- Legen Sie sich ausgestreckt auf den Rücken. Die Beine liegen parallel ausgestreckt aneinander.
- Die Arme liegen neben dem Körper.
- Heben Sie leicht den Oberkörper und stützen Sie sich auf die Unterarme. Legen Sie ganz sanft den Kopf in den Nacken. Öffnen Sie dabei den Mund, um den Halsbereich nicht zu überdehnen.
- Führen Sie nun sieben Nasen-Feueratemzüge aus. Der Nabel zieht sich dabei gegen die Wirbelsäule.
- Legen Sie sich vorsichtig wieder ab und strecken Sie sich entspannt aus.
- Wiederholen Sie die Übung einmal.

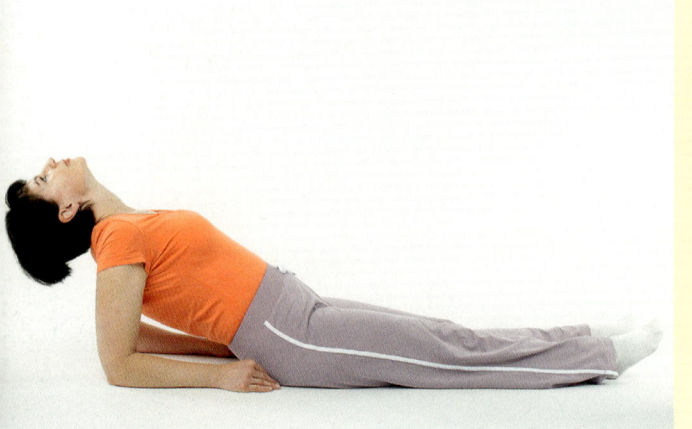

Wirkung der Übung:
- Aktivierung der Schilddrüse
- Energetisierung des gesamten Körpers
- Massage der inneren Organe
- stärkt die Lungenfunktion
- Linderung von Nackenbeschwerden

Hormonaktivierung und Stoffwechselaktivierung

11 | Mantras für die Aktivierung

So wird's gemacht:
- Legen Sie sich auf den Rücken und stellen Sie die Beine entspannt auf.
- Legen Sie die Zunge an den inneren Rand der oberen Schneidezähne.
- Tönen Sie ein „L" und spannen Sie den Beckenboden dabei an (Schließmuskelaktivierung).
- Stellen Sie sich nun vor, wie die im Körper durch das Tönen erzeugte Energie die weiblichen Organe versorgt und vor allem die Eierstöcke, die Hypophyse und die Schilddrüse aktiviert. Legen Sie dazu auch wieder die Hände auf die Chakren.
- Tönen Sie dann die Mantras für die Chakren:
  „LAM" für das Wurzel-Chakra
  „VAM" für das Sexual-Chakra
  „RAM" für das Solarplexus-Chakra
  „YAM" für das Herz-Chakra
  „HAM" für das Hals-Chakra
  „OM" für das Stirn-Chakra
  „OM" für das Scheitel-Chakra
- Atmen Sie anschließend direkt in die Chakren hinein. Jedes Chakra wird mit einem kräftigen Atemzug bedacht und zur Vitalität angeregt.

Wirkung der Übung:
- komplette Energetisierung

12 | Energetisierung der Chakren

So wird's gemacht:
- Sie legen sich gemütlich auf den Rücken.
- Stellen Sie die Beine leicht gegrätscht an und legen Sie eine Hand auf das Wurzel-Chakra auf den Beckenboden zwischen den Beinen.
- Stellen Sie sich vor, wie Energie zu diesem Chakra fließt. Beginnen Sie nun, den Wurzel-Chakra-Vokal „U" zu tönen. Das „U" sollte ganz tief gesprochen oder intoniert werden.
- Führen Sie das Tönen mit dem „U" etwa eine Minute lang aus. Dann entspannen Sie sich kurz, um erneut das „U" zu tönen. Lassen Sie nun aber die Hand mit der gesamten Handfläche leicht über dem Wurzel-Chakra vibrieren. Spüren Sie, wie sich das Tönen mit der Vibration der Hand zusammen anfühlt. Führen Sie diesen Teil der Übung etwa dreißig Sekunden lang aus.
- Dann legen Sie beide Hände auf das Sexual-Chakra oberhalb des Schambeins. Lassen Sie ein „O" ertönen wie im Wort „Hoffnung". Nach einer Minute vibrieren Sie zusätzlich mit den Händen auf dem Chakra.
- Danach legen Sie die Hände auf den Magenbereich, auf den Solarplexus. Tönen Sie ein „O" wie bei dem Wort „Hose". Vibrieren Sie anschließend wieder dabei.

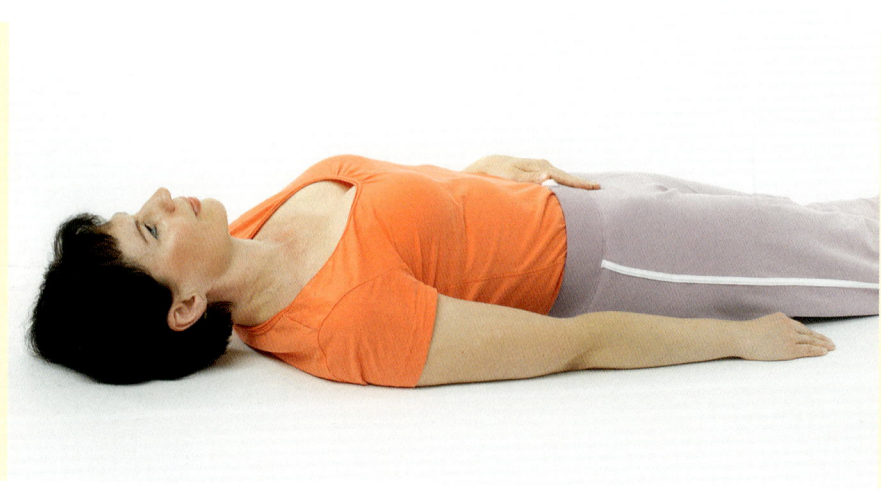

Hormonaktivierung und Stoffwechselaktivierung

- Weiter geht es mit dem Herz-Chakra und dem Vokal „A": Tönen und anschließend tönen und vibrieren.
- Das Hals-Chakra liegt direkt über dem Hals und tönt mit einem „E" (auch wieder Tönen und dann Tönen und Vibrieren).
- Das Stirn-Chakra (in der Mitte der Stirn) tönt mit einem „I", und das Scheitel-Chakra (direkt auf dem Schädeldach am Scheitel) tönt mit einem „M".
- Nehmen Sie sich für diese Übung besonders viel Zeit und stellen Sie sich vor, wie Energie zu den Chakren fließt und den ganzen Körper mit Prana, Lebensenergie, versorgt.

Wirkung der Übung:
- komplette Energetisierung

Hormonaktivierung und Stoffwechselaktivierung

13 | Nasenatmung zur Energetisierung

So wird's gemacht:
- Sie sitzen bequem am Boden (mit aufgerichteter Wirbelsäule, die Sie mit einem Kissen im Kreuz abstützen können) oder auf einem Stuhl oder Sessel und halten mit einem Finger ein Nasenloch zu.
- Atmen Sie nun ausschließlich durch das freie Nasenloch ganz tief ein und aus.
- Atmen Sie bitte nur durch die Nase.
- Achten Sie darauf, Ihren eigenen Atemrhythmus zu finden.
- Schließen Sie während der gesamten Übung die Augen und konzentrieren Sie sich nur auf das Ein- und Ausatmen durch ein Nasenloch.
- Führen Sie die Übung mindestens eine Minute lang aus. Besser ist es, sie auf drei bis fünf Minuten auszudehnen.

Wirkung der Übung:
- Energetisierung und Vitalisierung
- Versorgung des Körpers mit Sauerstoff und Nährstoffen
- Förderung der Kreativität, Steigerung der Denk- und Merkfähigkeit, Steigerung der Konzentrationsfähigkeit
- Hilfe vor Prüfungen, Präsentationen, Konferenzen und anderen öffentlichen Auftritten

14 | Mudra für geistige Frische

So wird's gemacht:
- An einer Hand strecken Sie den Zeigefinger gerade nach oben.
- Mittelfinger, Ringfinger und kleinen Finger klappen Sie zur Handinnenfläche.
- Den Daumen legen Sie quer über die heruntergeklappten Finger.
- Halten Sie die Mudra mindestens fünf Minuten lang.

Wirkung der Übung:
- geistige Erfrischung

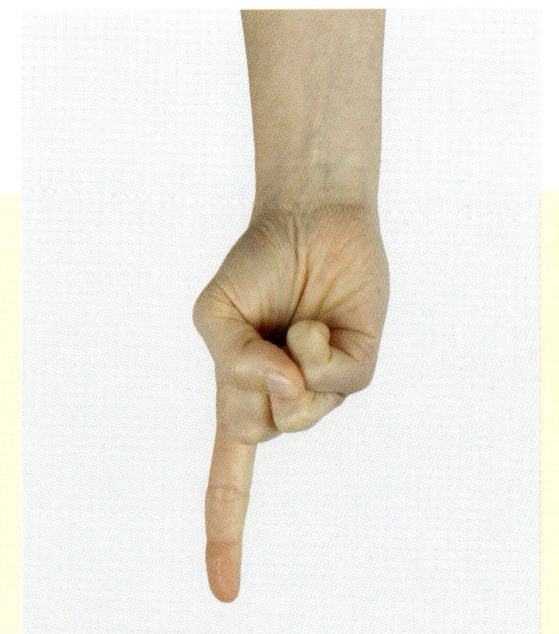

Hormonaktivierung und Stoffwechselaktivierung

15 | *Mudra für mehr Energie*

So wird's gemacht:
- Legen Sie die Fingerspitzen der Zeigefinger, der Mittelfinger, der Ringfinger und der kleinen Finger zusammen.
- Die Finger werden ein wenig auseinandergezogen, sodass die Mudra wie ein Hausdach aussieht.
- Legen Sie die Daumenspitzen nun auf die Seiten der Zeigefinger, sodass sie im unteren Zeigefingerglied liegen.
- Halten Sie die Mudra mindestens fünf Minuten lang. Atmen Sie während des Haltens ganz gleichmäßig ein und aus.

Wirkung der Übung:
- komplette Energetisierung

Themenbereich 7: Vegetative Harmonie

Dieser Themenbereich ist ebenfalls sehr wichtig. Er kann auch ohne vorherige Aufwärmübungen stattfinden und jederzeit zum Einsatz kommen.

Die Yoga-Übungen aus diesem Themenbereich lindern vor allem Rhythmusbeschwerden der Wechseljahre, sorgen für Entspannung, Stressabbau, Harmonisierung und nervliche Beruhigung.

Ruhe, Stille und Sanftheit stehen im Vordergrund der Übungen, um Körper, Geist und Seele wieder ins Gleichgewicht zu bringen, gelassen zu bleiben und vegetative Wechseljahrsbeschwerden zu lindern. Hitzewallungen, nervöse Herzrhythmusstörungen, Schweißausbrüche, Schlafstörungen, depressive Verstimmungen, Ängstlichkeit und Gereiztheit können mit Hilfe dieser Übungen gebessert werden. Und das Schöne dabei ist, dass diese Übungen sehr schnell und effektiv wirken, wenn sie jeden Tag wiederholt werden.

Wie schon im vorherigen Themenbereich runden Mudras und Mantras das Yoga-Training ab.

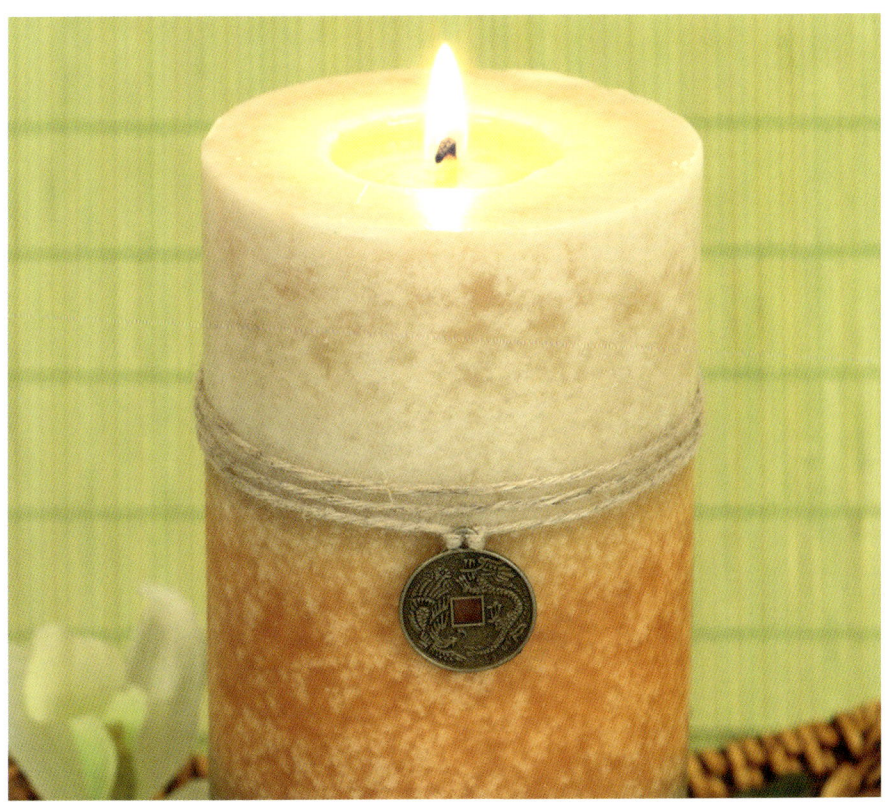

Vegetative Harmonie

1 | *Wiesenblumen*

So wird's gemacht:
- Sie sitzen mit gekreuzten Beinen und aufgerichteter Wirbelsäule auf dem Boden und überkreuzen die Arme vor dem Körper.
- Beginnen Sie nun, mit dem gesamten Oberkörper aus dem Lendenwirbelbereich heraus in eine Richtung zu kreisen.
- Atmen Sie dabei während einer gesamten Umdrehung ein und während der nächsten Umdrehung wieder aus. Sie koppeln das rhythmische Kreisen also mit Ihrem Atemrhythmus.
- Schließen Sie die Augen, um sämtliche Reize auszuschalten.
- Lassen Sie die Umdrehungen dynamisch fließen und wechseln Sie nach etwa dreißig Sekunden die Richtung.

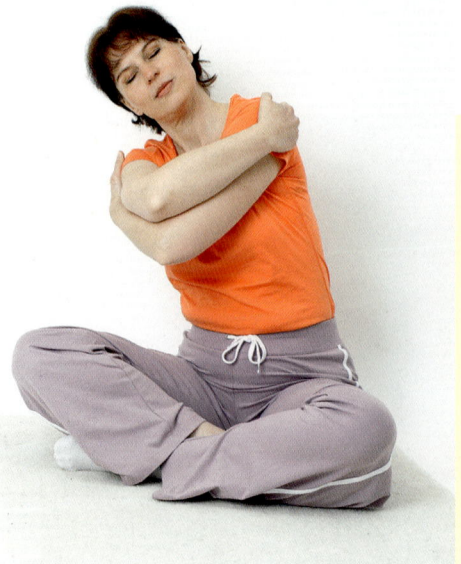

Wirkung der Übung:
- Nervenberuhigung und Stressabbau
- Versorgung des Körpers mit Sauerstoff und Nährstoffen
- Linderung von Rückenschmerzen, vor allem im Kreuz- und Lendenwirbelbereich
- Kreativitätsförderung
- Aktivierung des Zellstoffwechsels

Vegetative Harmonie

2 | Licht und Liebe

So wird's gemacht:
- Sie sitzen mit gekreuzten Beinen und aufgerichteter Wirbelsäule auf dem Boden.
- Legen Sie beide Arme jeweils neben den Körper, einen Arm rechts, einen Arm links.
- Die Handflächen zeigen nach oben.
- Schieben Sie nun die Arme ganz langsam während der Einatmung nach vorne am Boden entlang so weit, wie es für Sie angenehm ist.
- Dann heben Sie beide ausgestreckten Arme vom Boden hoch und führen Sie sie während der gesamten Ausatmung auf sich zu und dann an den Körperseiten wieder herab, bis sie wieder rechts und links auf dem Boden liegen.
- Die nächste Runde kann nun beginnen: Wieder atmen Sie ein und schieben die Arme weit nach vorne, um sie während der Ausatmung wieder zu sich heranzuführen.
- Führen Sie diese Übung dynamisch fließend in Ihrem Atemrhythmus mindestens eine Minute lang aus.

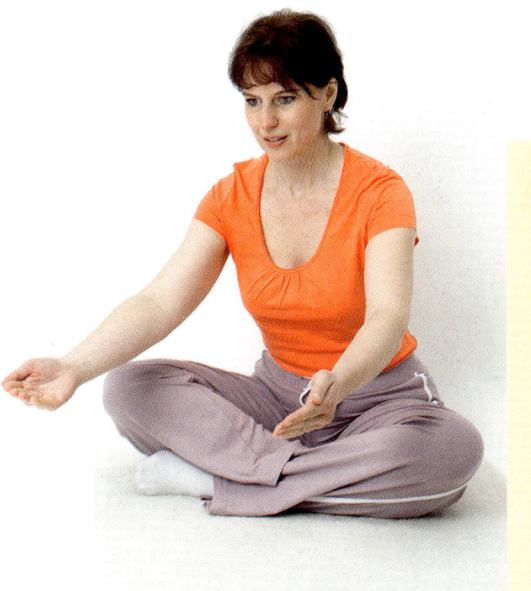

Wirkung der Übung:
- Nervenberuhigung und Stressabbau
- Versorgung des Körpers mit Sauerstoff
- Aktivierung des Zellstoffwechsels
- Beweglichkeit im Lendenwirbelbereich
- Abbau von Rückenbeschwerden

3 | Baum

So wird's gemacht:
- Stellen Sie sich aufrecht und etwa in Schulterbreite auf den Boden.
- Atmen Sie aus und führen Sie beide Handflächen aufeinander zu, bis sie sich vor dem Körper treffen.
- Atmen Sie ein und führen Sie die Arme mit den zusammengelegten Handflächen weit über den Kopf. Die Handflächen bleiben zusammengelegt. Die Arme sind weitgehend gestreckt.
- Nun spüren Sie erst einmal in den sicheren Stand hinein und stellen sich vor, wie aufrecht und stark Sie im Leben sein können, eben stark wie ein Baum.
- Auch wenn es brenzlig wird, bewahren Sie Haltung. Um das zu demonstrieren, lösen Sie das rechte Bein und legen die Fußsohle des rechten Beines seitlich an das Knie des linken Beines.
- Versuchen Sie nun, das Gleichgewicht zu bewahren.
- Wenn das nicht gelingt, können Sie die Fußsohle auch nur an den Knöchel des linken Beines halten.
- Ungefähr dreißig Sekunden lang sollten Sie die Position halten. Dann wechseln Sie auf die andere Seite und wiederholen die Übung komplett mit dem anderen Bein.

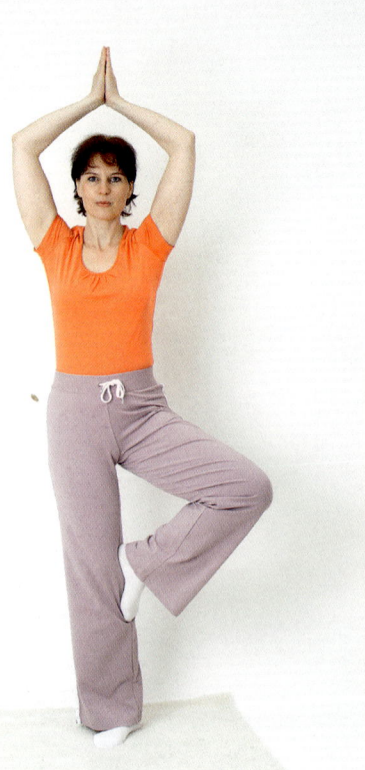

Wirkung der Übung:
- Verbesserung der Haltung
- Stärkung des Selbstvertrauens
- Entwicklung innerer Stärke
- Dehnung der Rückenmuskeln
- Gleichgewichts- und Koordinationsförderung

4 | Liegender Baum

So wird's gemacht:
- Sie liegen auf dem Rücken. Die Beine sind ausgestreckt und liegen parallel nebeneinander.
- Atmen Sie aus und führen Sie die Handflächen vor dem Körper zusammen, bis sie sich treffen.
- Atmen Sie ein und führen Sie die Arme über den Kopf. Legen Sie die Arme mit den zusammengelegten Handflächen über dem Kopf am Boden ab.
- Führen Sie dann am Boden entlang das rechte Bein nach oben zum Knie des linken Beines. Legen Sie die Fußsohle des rechten Beines seitlich an das Knie des linken Beines.
- Sie haben nun den Baum liegend dargestellt.
- Die Übung geht aber noch weiter: Schieben Sie die Beine so wie sie sind am Boden entlang ein wenig nach links. Den Oberkörper rücken Sie ebenso ein wenig am Boden entlang nach links.
- Spüren Sie nun in die veränderte Position hinein und lösen Sie nach dreißig Sekunden die Übung, um alles auf der anderen Seite mit dem anderen Bein zu wiederholen.

Wirkung der Übung:
- Haltungsschulung
- Entspannung und Dehnung des Rückens
- Seitendehnung
- Nervenberuhigung und Entspannung

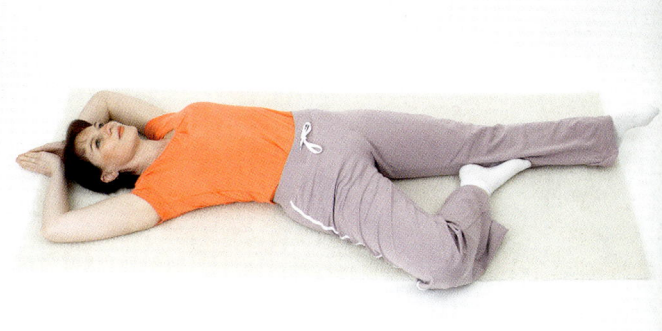

5 | Mond

So wird's gemacht:
- Legen Sie sich auf den Rücken.
- Führen Sie beide Arme gestreckt hinter den Kopf und legen Sie die Arme am Boden ab. Sie liegen parallel nebeneinander.
- Die Beine liegen ebenso parallel.
- Schieben Sie nun beide Beine über den Boden entlang nach rechts, sodass sie immer noch parallel liegen.
- Den Oberkörper schieben Sie ebenfalls am Boden entlang ein wenig nach rechts.
- Von oben betrachtet sehen Sie aus wie ein Halbmond.
- Atmen Sie langsam und entspannt in den ganzen Körper hinein.
- Spüren Sie in die Position hinein und nehmen Sie die dehnende Haltung wahr.
- Nach etwa dreißig Sekunden führen Sie Arme und Beine wieder in die Ausgangsposition zurück und wiederholen die Übung auf der anderen Körperseite.

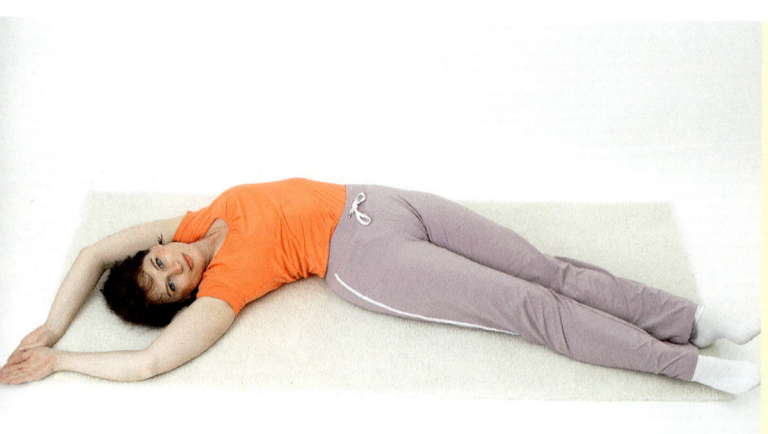

Wirkung der Übung:
- Haltungsschulung
- Seitendehnung
- Taillenformung
- Nervenberuhigung und Entspannung

6 | Päckchen

So wird's gemacht:
- Begeben Sie sich in den Fersensitz.
- Beugen Sie sich nach vorne und legen Sie die Stirn auf den Boden.
- Die Arme legen Sie seitlich am Körper gestreckt nach hinten.
- Rollen Sie sich dabei ganz zusammen wie ein Päckchen.
- Halten Sie die Position ungefähr dreißig Sekunden lang.

Wirkung der Übung:
- Entspannung und Dehnung der Rückenmuskulatur
- Stressabbau und Nervenberuhigung

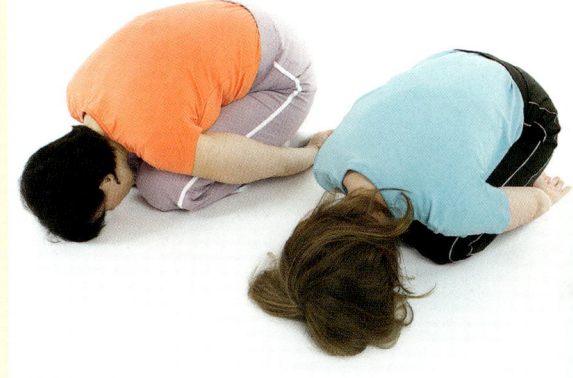

7 | Schaukelkind

So wird's gemacht:
- Legen Sie sich auf den Rücken und ziehen Sie die Beine an den Oberkörper heran.
- Legen Sie Ihre Hände in die Kniekehlen und umfassen Sie so die Beine.
- Beginnen Sie, sich sanft über das Kreuzbein hinweg von rechts nach links zu schaukeln.
- Schaukeln Sie nur ganz sanft und langsam und so lange, wie es Ihnen gut tut.

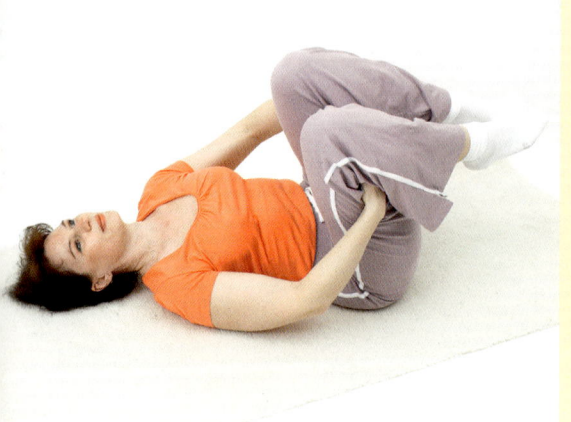

Wirkung der Übung:
- Lösung von Beschwerden im Lendenwirbel- und Kreuzbereich
- Linderung von Ischiasbeschwerden und Hexenschuss
- Stressabbau
- Nervenentspannung und Beruhigung

8 | Bauchatmung

So wird's gemacht:
- Sie setzen sich entweder bequem in einen Sessel, legen sich auf den Rücken oder sitzen aufrecht auf dem Boden. Wenn Sie sitzen, können Sie sich an die Lehne Ihres Sessels oder Stuhls oder an die Wand lehnen. Fühlen Sie sich wohl in der Haltung.
- Legen Sie eine Hand auf den Bauch.
- Atmen Sie tief ein und aus und schicken Sie den Atemfluss direkt in den Bauch hinein.
- Während der Einatmung hebt sich der Bauch. Er wölbt sich nach vorne.
- Während der Ausatmung wird der Bauch wieder flach.
- Schließen Sie die Augen und konzentrieren Sie sich ganz auf den Atemfluss. Spüren Sie, wie die Luft direkt in den Bauch hinein- und wieder herausfließt. Ihre auf dem Bauch liegende Hand wirkt dabei wie ein Wegweiser. So können Sie dem Atemfluss besser folgen und spüren, was im Körper geschieht. Sie können auch kontrollieren, ob Sie Ihren Atem wirklich in den Bauch fließen lassen und nicht zum Beispiel die Schultern hochziehen.
- Lassen Sie den Atem gleichmäßig fließen. Dies wird ein Weilchen dauern, aber bald werden Sie Ihren eigenen Atemrhythmus gefunden haben und ihm folgen.
- Führen Sie die Übung mindestens eine Minute lang aus. Besser ist es natürlich, mindestens fünf Minuten lang diese Atmung auszuführen.

Wirkung der Übung:
- Nervenberuhigung und Entspannung
- Lösung von schmerzhaften Zuständen, Schmerzlinderung
- Versorgung des Körpers mit Sauerstoff und Nährstoffen
- Aktivierung des Stoffwechsels

Vegetative Harmonie

9 | *Wechselatmung*

So wird's gemacht:
- Setzen Sie sich mit aufgerichteter Wirbelsäule wie bei Atemübung Nr. 3 (siehe S. 93) beschrieben auf den Boden oder einen Sessel.
- Als Rechtshänderin bedienen Sie sich Ihrer rechten Hand, als Linkshänderin Ihrer linken Hand. Strecken Sie also an einer Hand den Daumen und Zeige- und Mittelfinger aus. Zeige- und Mittelfinger liegen dabei dicht nebeneinander.
- Nun halten Sie mit dem abgespreizten Daumen eines Ihres Nasenlöcher zu.
- Atmen Sie durch das freie Nasenloch tief aus und gleich darauf tief wieder ein.
- Dann lösen Sie den Daumen und halten mit dem abgespreizten Zeige- und Mittelfinger das andere Nasenloch zu.
- Atmen Sie wieder durch das freie Nasenloch tief aus und gleich wieder tief ein.
- Dann lösen Sie Zeige- und Mittelfinger und halten wieder das erste Nasenloch mit dem Daumen zu.
- Atmen Sie wieder durch das freie Nasenloch tief aus und wieder ein.
- Auf diese Weise wechseln Sie die Nasenlöcher: Atmen Sie immer zuerst tief aus und dann tief wieder ein.
- Führen Sie die Übung mindestens eine Minute lang aus. Besser ist es, wenn Sie die Übung mindestens drei bis fünf Minuten lang ausführen.

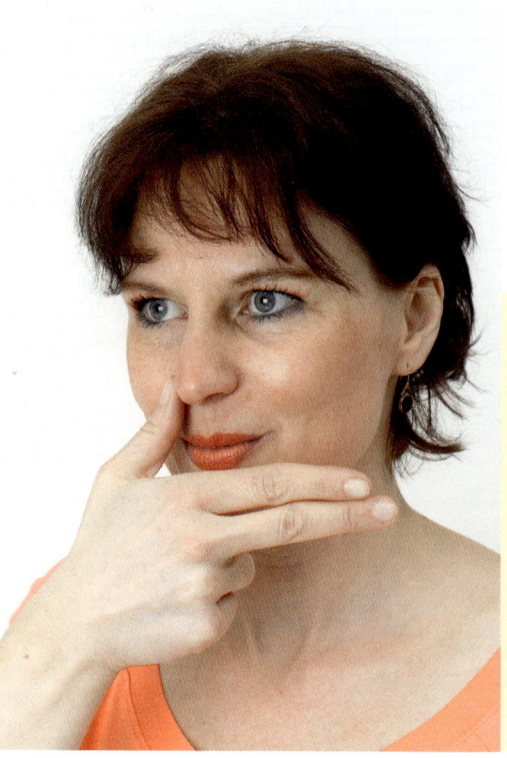

Wirkung der Übung:
- emotionale Balance und Ausgeglichenheit
- psychische Harmonisierung
- Versorgung des Körpers mit Sauerstoff und Nährstoffen
- Energetisierung und Vitalisierung
- Förderung der Konzentration

Vegetative Harmonie

10 | *Atemreise zu den weiblichen Organen*

So wird's gemacht:
- Legen Sie sich ganz bequem auf den Rücken und strecken Sie die Beine aus. Die Arme liegen zunächst entspannt neben dem Körper.
- Atmen Sie tief und entspannt in den ganzen Körper hinein. Stellen Sie sich dabei vor, wie all Ihre Körperzellen Energie tanken und gleichzeitig Stress und Belastungen abgeben.
- Legen Sie beide Handflächen nun auf den unteren Bauch.
- Schicken Sie Ihren Atemfluss zu Ihren Händen.
- Atmen Sie tief und entspannt mindestens eine Minute lang in den unteren Bauch hinein.
- Visualisieren Sie ein helles, klares Licht in Ihrem Unterbauch, das Ihre weiblichen Organe stärkt. Sollten Sie sich unruhig und gereizt fühlen, visualisieren Sie nach dem hellen Licht ein blaues und ein grünes Licht.
- Stellen Sie sich vor, wie jedes dieser Lichter den ganzen Körper durchdringt. Das blaue Licht beruhigt Ihre Nerven, das grüne Licht bringt Frische und Wohlgefühl.
- Bei jedem Ausatmen fließen zusätzlich alle seelischen Belastungen aus dem Körper heraus.
- Führen Sie diese Übung insgesamt mindestens fünf Minuten lang aus.

Wirkung der Übung:
- Energetisierung des Körpers
- Energetisierung der weiblichen Organe
- Nervenberuhigung

11 | Bienen-Atmung zur Entspannung

So wird's gemacht:
- Setzen Sie sich aufrecht und im Schneidersitz oder mit ausgestreckten Beinen auf den Boden. Oder setzen Sie sich aufrecht auf einen Stuhl.
- Schließen Sie die Augen und legen Sie die Hände in den Schoß. Der Handrücken der rechten Hand liegt in der Handfläche der linken Hand.
- Atmen Sie mit der Nase tief und langsam ein.
- Beim Ausatmen lassen Sie einen Summton erklingen. Die Lippen bleiben dabei verschlossen. Im Mundraum vibriert es leicht.
- Während der gesamten Ausatmung sinken die Schultern noch ein Stückchen weiter herab. Sie lassen die Schultern einfach los und spüren, wie sie herabsinken.
- Atmen Sie nun wieder tief ein und führen Sie die Übung mindestens drei Minuten lang aus.

Wirkung der Übung:
- Stressabbau, vor allem geistig-mentaler Stress
- Nervenberuhigung
- wirkt gegen Tinnitus und Kopfschmerzen

12 | Mudra zur tiefen Entspannung und inneren Klarheit

So wird's gemacht:
- Legen Sie an beiden Händen die Spitzen von Daumen und Zeigefinger zusammen. Dadurch entstehen zwei Kreise.
- Diese bringen Sie dann zusammen, sodass sich beide Hände berühren.
- Dann legen Sie die Spitzen beider Mittelfinger, beider Ringfinger und beider kleiner Finger zusammen.
- Legen Sie die Hände nun in den Schoß.
- Halten Sie die Mudra fünf Minuten lang.
- Danach ist es wichtig, viel zu trinken.

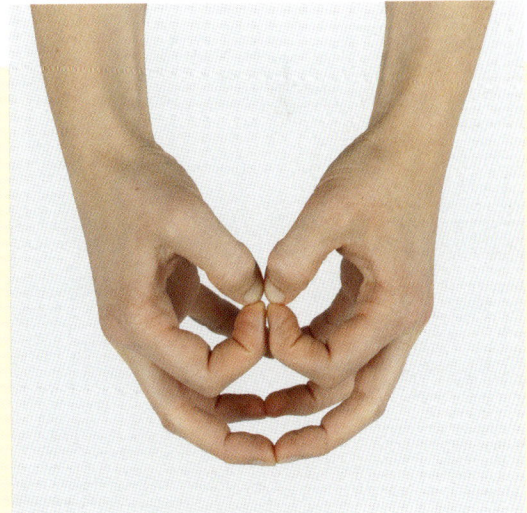

Wirkung der Übung:
- tiefe Entspannung
- innere Klarheit

Vegetative Harmonie

13 | *Mudra zum Stressabbau*

So wird's gemacht:
- Verschränken Sie die Finger beider Hände wie zum Gebet.
- Lösen Sie die beiden Zeigefinger aus dieser Haltung und strecken Sie sie aus.
- Die Spitzen der Zeigefinger berühren sich jetzt.
- Halten Sie die Mudra mindestens fünf Minuten lang.
- Wenn Sie ins Schwitzen kommen sollten, so ist dies ganz normal. Ein Reinigungsprozess findet statt, der Ihnen hilft, Ballast loszulassen.

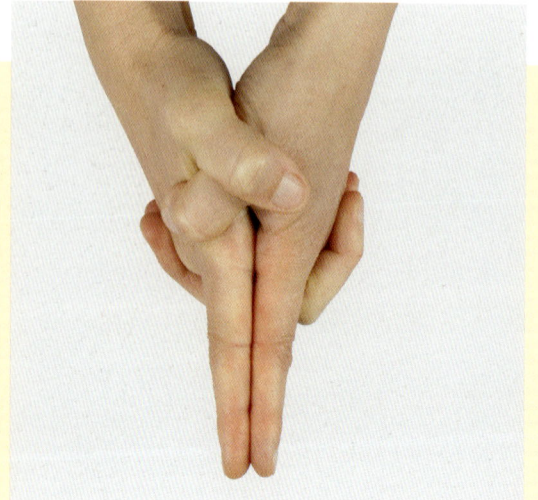

Wirkung der Übung:
- Stressabbau

Vegetative Harmonie

14 | Mudra gegen seelische und körperliche Schmerzen

So wird's gemacht:
- Drehen Sie beide Hände so, dass die Handflächen zu Ihnen zeigen.
- Klappen Sie an beiden Händen die Zeigefinger in Richtung Handballen.
- Berühren Sie mit den Daumenspitzen die Spitzen von Mittel- und Ringfinger an beiden Händen.
- Strecken Sie die kleinen Finger aus.
- Halten Sie die Mudra wenn möglich länger als fünf Minuten.

Wirkung der Übung:
- seelische und körperliche Schmerzlinderung

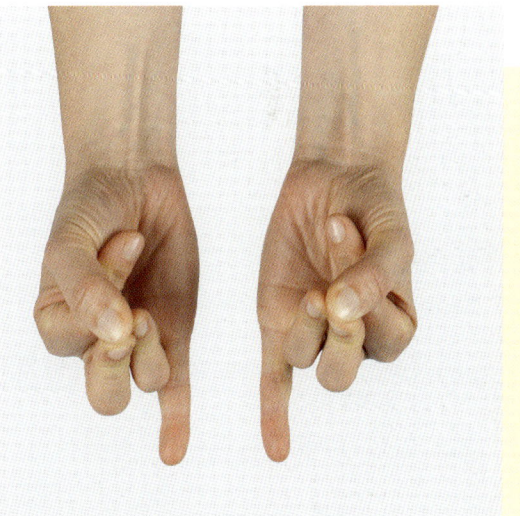

Vegetative Harmonie

15 | *Mudra für Selbstliebe, Herzensliebe und inneren Frieden*

So wird's gemacht:
- Legen Sie beide Handflächen aneinander und ziehen Sie die Arme an das Herz-Chakra heran.
- Atmen Sie tief in den Brustbereich herein, um das Herz-Chakra mit Energie zu füllen.
- Halten Sie die Mudra mindestens fünf Minuten lang.

Wirkung der Übung:
- Aktivierung der Selbstachtung und Selbstliebe
- Fördert die Liebesfähigkeit des Herzens
- Bringt inneren Frieden

16 | *Mudra gegen Nervosität, Unruhe, Gereiztheit und Erschöpfung*

So wird's gemacht:
- Legen Sie beide Handkanten zusammen und formen Sie eine Schale aus Ihren Händen.
- Legen Sie die Schale in den Schoß.
- Stellen Sie sich vor, wie in diese Schale neue Kraft und Energie fließt und gleichzeitig Stress, Nervosität und Unruhe abfließen.
- Halten Sie die Mudra mindestens fünf Minuten lang.

Wirkung der Übung:
- lindert Unruhezustände, Nervosität, Gereiztheit und Erschöpfung

Vegetative Harmonie

17 | *Mudra gegen Schlafstörungen*

So wird's gemacht:
- Diese Mudra führen Sie am besten im Liegen beim Einschlafen aus.
- Legen Sie die rechte Hand auf den Solarplexus (in der Körpermitte auf Magenhöhe).
- Legen Sie die linke Hand auf das Herz-Chakra (in der Mitte der Brust).
- Schicken Sie den Atem zu Ihren Händen. Atmen Sie dabei ganz gleichmäßig.

Wirkung der Übung:
- fördert einen guten Schlaf

18 | *Mudra für Entspannung und meditative Stille*

So wird's gemacht:
- Legen Sie beide Hände wie Schalen in den Schoß. Die linke Hand liegt dabei auf der rechten Hand (linker Handrücken in rechter Handfläche).
- Beide Handflächen zeigen nach oben, die Daumenspitzen berühren sich.
- Halten Sie die Mudra mindestens zehn Minuten während der inneren Einkehr oder Meditation.

Wirkung der Übung:
- sorgt für Entspannung und meditative Stille

Vegetative Harmonie

19 | Kraftmudra gegen Gereiztheit und Stimmungsschwankungen

So wird's gemacht:
- Halten Sie die linke Hand mit offener Handfläche nach oben vor dem Bauch.
- Legen Sie die Faust der rechten Hand auf die offene Handfläche der linken Hand.
- Strecken Sie den Daumen der rechten Hand nach oben.
- Halten Sie die Mudra mindestens drei Minuten lang.

Wirkung der Übung:
- sorgt für Ausgeglichenheit

20 | Mantras

So wird's gemacht:
- Mantra für Frieden und innere Kraft: „OM SHANTI OM". Mindestens eine Minute lang intonieren.
- Mantra für die weibliche Kraft: „SHAKTI OM". Mindestens eine Minute lang intonieren.
- Mantra für die weibliche Schutz- und Heilkraft, um Ängste abzubauen: „Om dum durgayei namaha". Mindestens eine Minute lang intonieren.

Wirkung der Übung:
- komplette Energetisierung
- seelische Entspannung
- fördert das Gefühl des inneren Friedens
- baut Ängste ab
- schenkt seelische Geborgenheit
- stärkt die innere Kraft und das Gefühl, stark zu sein
- stärkt und harmonisiert Leib und Seele

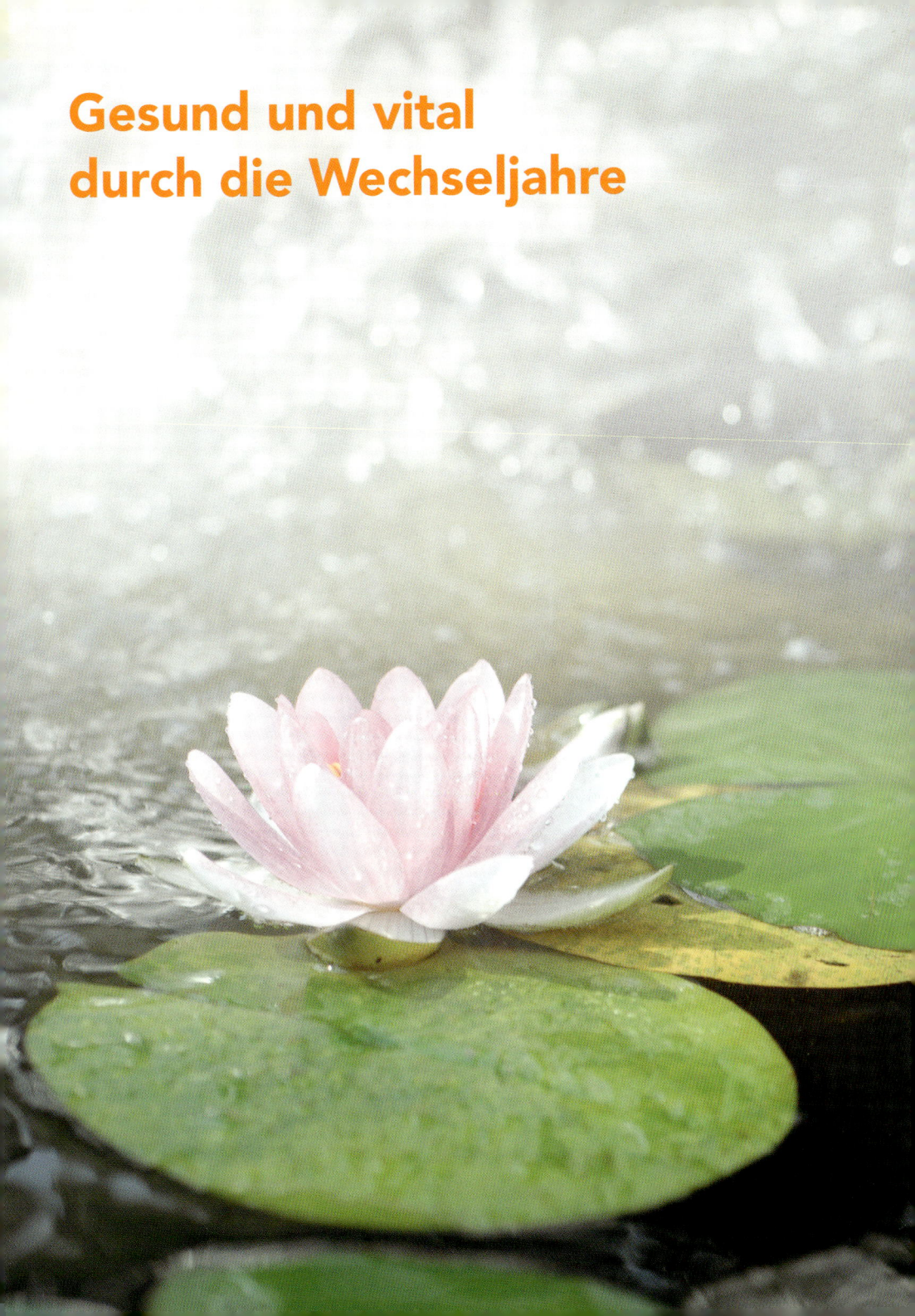
Gesund und vital durch die Wechseljahre

Hilfe zur Selbsthilfe – in diesem Kapitel erhalten Sie zahlreiche Ratschläge und Tipps, um gesund und vital die Wechseljahre genießen zu können. Ob Tiefenentspannung, Meditation, Massagen oder sanfte Hilfen aus der Homöopathie – gegen lästige Beschwerden können Sie gezielte Maßnahmen ergreifen.

Tiefenentspannung und Meditation

Meditation und Tiefenentspannung bringen Ruhe und Gelassenheit ins Leben und sollten Ihnen zur Gewohnheit werden. Beide Disziplinen des Yoga vitalisieren durch die Kraft der Stille. Während der Meditation können die Gedanken zur Ruhe kommen, denn sie werden auf einen Punkt gebracht und fokussiert. Alle umherschweifenden Gedanken, die Unruhe und Ungleichgewicht ins Leben bringen, können während der Meditation besänftigt werden. Leib und Seele können sich erholen, neue Kräfte tanken und dem Geist neue Impulse geben, um das Leben mit Tatkraft anzupacken. Während der Tiefenentspannung kann sich vor allem der Körper erholen. Durch aktive und bewusste Muskelanspannung und anschließende Spannungslösung tritt eine tiefe körperliche Ruhe ein, die das körperliche Gleichgewicht herstellt und somit Leib und Seele harmonisiert.

Direkt im Anschluss an das Yoga-Training ist es angebracht, sich wenigstens fünf Minuten für die Tiefenentspannung und weitere fünf Minuten für die Meditation zu reservieren.

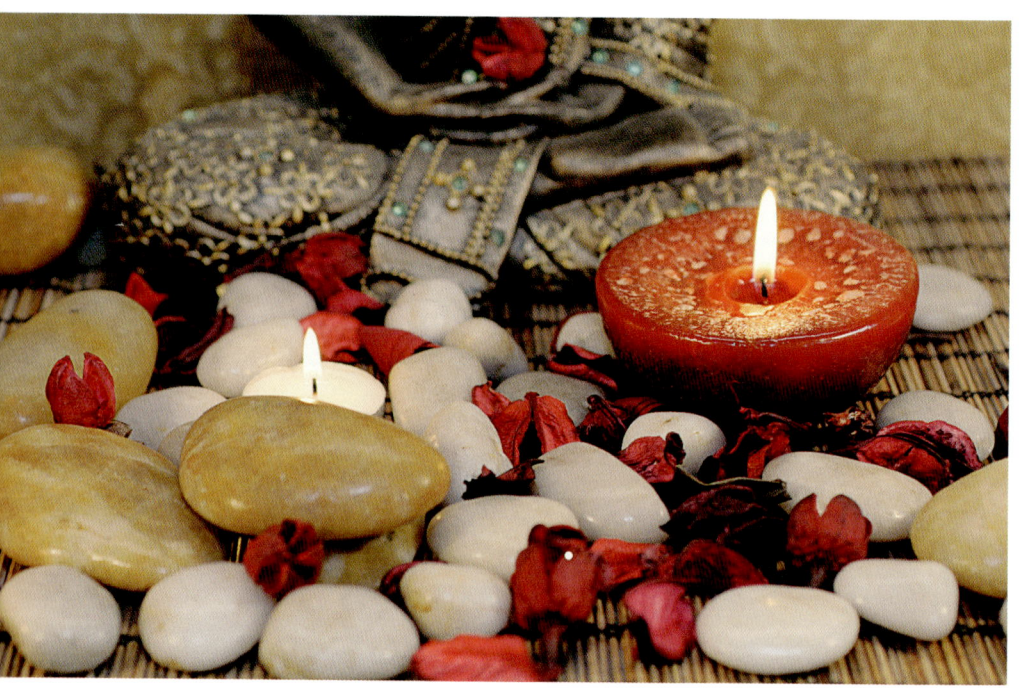

1 | Tiefenentspannung

- Legen Sie sich auf den Rücken und nehmen Sie die „Totenstellung" ein. Dabei liegen die Beine leicht gegrätscht auf dem Boden. Die Arme werden ein wenig vom Oberkörper weggelegt. Arme und Beine liegen aber dennoch gerade ausgestreckt.
- Atmen Sie zunächst einige Atemzüge lang ganz bewusst in den ganzen Körper.
- Beginnen Sie nun, in ganz spezielle Körperteile Muskelspannung hineinzulegen. Am besten beginnen Sie mit den Händen. Ballen Sie sie zu Fäusten. Halten Sie die Spannung etwa fünf Sekunden lang, dann lassen Sie die Spannung los. Die Hände öffnen sich wieder. Atmen Sie dabei regelmäßig weiter.
- Spannen Sie nun die Füße an. Halten Sie die Spannung etwa fünf Sekunden, um sie anschließend wieder loszulassen.
- Verfahren Sie auf diese Weise mit allen Körperteilen: Gesäßmuskeln, Oberschenkel, Waden, Oberarme, Gesichtsmuskeln, Rückenmuskeln, Bauchmuskeln usw. Sie können auch einzelne Körperteile anspannen, nicht nur symmetrische Muskelpaare.
- Führen Sie die Übung fünf Minuten lang aus und spüren Sie anschließend die tiefe körperliche Entspannung.

2 | Mantra-Meditation „OM", gesprochen „A-U-M", zur Energetisierung des Körpers

- Setzen Sie sich aufrecht auf den Boden.
- Falten Sie die Hände wie zum Gebet.
- Strecken Sie dann aus den gefalteten Händen die Ringfinger heraus. Die Ringfinger werden aneinandergelegt. Die restlichen Finger bleiben gefaltet.
- Halten Sie die Hände vor den Solarplexus und schließen Sie die Augen.
- Atmen Sie ein und intonieren Sie während der gesamten Ausatmung lang gezogen „A-U-M".
- Führen Sie die Meditation mindestens fünf Minuten lang aus.
- Nach dem gleichen Prinzip können Sie auch das Mantra „ONG" (das lang gesprochen wie „ooooonnnnnggg" intoniert wird und kraftvolle Energie aktiviert) oder das Mantra „SO HAM" (bewirkt Stressabbau und Entspannung) intonieren.

3 | Meditieren mit einer Kerze

- Setzen Sie sich aufrecht im Schneidersitz auf den Boden. Im Rücken kann Sie ein Kissen abstützen. Sie können auch ein Meditationskissen oder einen Meditationshocker verwenden, damit Sie besser sitzen können.
- Legen Sie die Hände ganz locker in Ihren Schoß und beobachten Sie mindestens fünf Minuten lang das vorher aufgestellte Kerzenlicht.
- Lassen Sie alle Gedanken, die Ihnen beim Schauen kommen, einfach kommen und wieder gehen. Bleiben Sie mit Ihrer Aufmerksamkeit ganz bei der Kerzenflamme. Natürlich dürfen Sie jederzeit blinzeln, wenn Ihnen die Augen tränen sollten. Blicken Sie dennoch weiterhin in das Kerzenlicht.
- Wer einen Kaminofen besitzt, kann diesen ebenso zur Meditation heranziehen. Ein Blick ins Feuer ist ebenso entspannend und wohltuend.

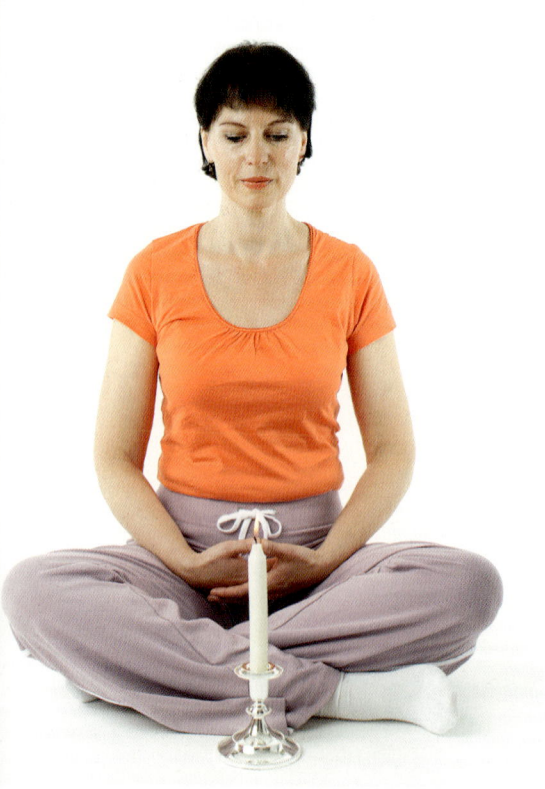

4 | Atemmeditation

- Diese Meditation können Sie im Sitzen wie auch im Liegen ausführen. Legen Sie sich dazu in die Totenstellung, ausgestreckt auf den Rücken, die Arme und Beine jeweils im 45-Grad-Winkel gegrätscht.
- Eine Hand legen Sie auf den Bauch.
- Atmen Sie gleichmäßig in den Bauch hinein und folgen Sie mit Ihrer Aufmerksamkeit einzig und allein dem Atemfluss.

5 | Sonnen- und Mondlicht-Meditation

- Sie liegen auf dem Rücken oder sitzen in Meditationshaltung mit geschlossenen Augen.
- Lassen Sie in Gedanken warmes Sonnenlicht in den Körper hineinstrahlen.
- Visualisieren Sie, wie das warme Sonnenlicht all Ihre Körperzellen mit Liebe und Vitalität durchflutet.
- Stellen Sie sich anschließend vor, wie sanftes Mondlicht all Ihre Körperzellen durchflutet und für Entspannung, Zuversicht, Stille, Ruhe und Frieden sorgt.
- Führen Sie auch diese Meditation insgesamt mindestens fünf Minuten lang aus.

6 | Wohlfühl-Zukunftsmeditation

- Sie liegen auf dem Rücken oder sitzen in Meditationshaltung.
- Schließen Sie die Augen und atmen Sie erst einmal tief in den Körper ein und aus.
- Stellen Sie sich nun vor, wie Sie einen lang ersehnten Traum verwirklichen.
- Visualisieren Sie sich dabei in Ihr schönstes Erleben hinein, eventuell auch in eine Wohlfühl- oder Urlaubssituation: wunderschöne Landschaften, und Sie mittendrin, vital, energiegeladen, voller Tatkraft und positiver Zukunftsaussichten.
- Erträumen Sie sich Ihr Leben so, wie Sie es sich vorstellen, unabhängig davon, ob dieser Traum der Realität im Augenblick standhalten kann.
- Ihr Traum soll plastisch, positiv und motivierend sein, sodass es sich lohnt, wenigstens Teile davon wahrzumachen.
- Träumen Sie diesen und andere ähnliche Träume immer wieder!

Die Wechseljahre ganzheitlich angehen

Es gibt hervorragende Möglichkeiten, Wechseljahrsbeschwerden mit natürlichen Mitteln zu begegnen, bevor Sie sich für eine Hormon-Ersatztherapie entscheiden. Allerdings müssen Sie bis zu sechs Monate Wirkungszeit einkalkulieren, bis manche Mittel Wirkung zeigen. Dies ist individuell ganz verschieden. Manchmal reagiert der weibliche Organismus sehr schnell auf alternative Heilkunde, sodass auch im Akutfall Hilfe möglich ist.

Es kann aber auch sein, dass sich die Symptome nur minimal verbessern und Sie immer noch darunter leiden. Dann können Sie jederzeit zusätzlich Hormone zuführen. Alternative Heilkunde, Massage und Yoga ergänzen die Hormon-Ersatztherapie. Es ist also durchaus möglich, zweigleisig zu fahren, um sich wohlzufühlen. In Bezug auf die Hormon-Ersatztherapie berät Sie Ihr Frauenarzt oder Ihre Frauenärztin.

Die folgenden Ratschläge bieten Hilfe zur Selbsthilfe. Heilpflanzen, homöopathische Mittel, Bachblüten und Schüßler-Salze sind in Ihrer Apotheke erhältlich. Für eine individuelle Therapie sollten Sie allerdings einen Heilpraktiker, Homöopathen oder Facharzt für Naturheilkunde aufsuchen, der sich auf die Behandlung von Wechseljahrsbeschwerden spezialisiert hat.

Heilpflanzen für die Wechseljahre

- Traubensilberkerze: wirkt regulierend und weist einen östrogenähnlichen Effekt auf. Sie ist als Fertigpräparat erhältlich und wirkt besonders gut zu Beginn der Wechseljahre.
- Johanniskraut, Melisse, Baldrian, Hopfen: stärkt die Nerven, lindert depressive Verstimmungen, wirkt beruhigend und fördert den Schlaf. Diese Heilpflanzen sind als Tabletten, Tropfen oder Tee zu empfehlen. Alle vier Heilpflanzen eigenen sich auch in Kombination mit der Traubensilberkerze.
- Frauenmantel: wirkt allgemein harmonisierend, stimuliert die sexuelle Lust, wirkt gegen Antriebslosigkeit, Harninkontinenz, Trockenheit der

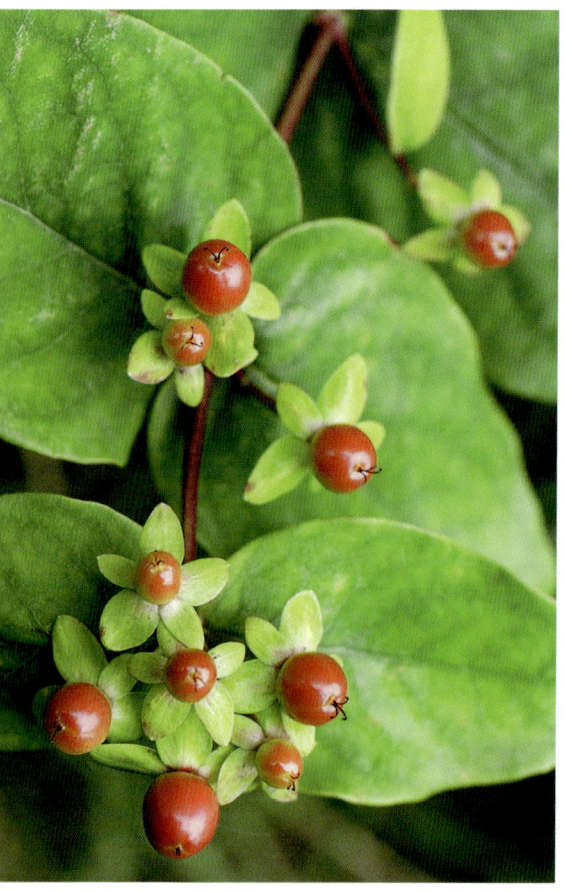

Mit natürlichen Heilpflanzen lassen sich Wechseljahresbeschwerden begegnen.

Scheide, Verstopfung und leichte depressive Verstimmungen. Sie erleichtert die Hormonumstellung.
- Salbei: hemmt übermäßiges Schwitzen und ist als Tee, Tropfen oder in Tablettenform erhältlich.
- Rhapontik-Rhabarber (türkischer Rhabarber): wirkt östrogenartig, hält die Rückbildung der weiblichen Organe auf und ist verschreibungspflichtig.
- Schlangenkraut: wirkt östrogenartig, lindert Hitzewallungen, Kopfschmerzen, Schlafstörungen, Reizbarkeit, Unruhe und leichte depressive Verstimmungen.
- Sternwurzel: wirkt bindegewebsstärkend (muss aber mindestens ein halbes Jahr eingenommen werden, um Wirkung zu zeigen), wirkt gegen Beckenbodenschwäche und Harninkontinenz.
- Mönchspfeffer: hat hormonähnliche Wirkung und wirkt allgemein harmonisierend.
- Ginseng: wirkt gegen Hitzewallungen, hat östrogenartige Wirkung.
- Weißdorn: wirkt beruhigend, reguliert hohen Blutdruck, hilft gegen Schlafstörungen und bei nervösen Herzbeschwerden sowie Herzklopfen oder Herzjagen. Weißdorn ist als Tee, Tropfen oder in Tablettenform erhältlich.
- Rosmarin: wirkt auf Kreislauf, Herz, Nerven und Galle, stimuliert darüber hinaus ähnlich wie das Follikelhormon FSH die Östrogenproduktion.
- Steinklee: wirkt gefäßstärkend und gegen nervöse Durchblutungsstörungen sowie gegen Harnwegsinfekte.
- Herzgespann: hilft gegen nervöse Unruhe, Hitzewallungen, depressive Verstimmungen und Schlafstörungen.
- Kawa-Kawa: Dieses Fertigpräparat wirkt beruhigend und krampflösend, hilft bei Schlaflosigkeit, Nervosität und depressiven Verstimmungen.
- Nachtkerze: Das Nachtkerzenöl versorgt den Körper mit essentiellen Fettsäuren, die für den Stoffwechsel wichtig sind.
- Rotklee, Soja und Leinsamen: enthalten Phytoöstrogene (Isoflavone und Lignane) und sollten über die Ernährung oder in Tablettenform zugeführt werden.

Homöopathische Mittel
- Cimicifuga: bei Unruhe, Gereiztheit, depressiven Verstimmungen, Ängstlichkeit, nervösen Herzbeschwerden, Kopfschmerzen
- Chamomilla: wirkt harmonisierend, wenn man sehr gereizt ist und schnell zornig wird
- Pulsatilla: bei Stimmungsschwankungen, Hitze im Gesicht, depressiven Verstimmungen, Tränenausbrüchen, Labilität
- Lachesis: bei aufsteigenden Hitzewallungen, Beklemmungsgefühlen, Schweißausbruchen, Herzunruhe, Kopfschmerzen, starke Stimmungsschwankungen, Eifersucht und Misstrauen
- Ignazia: bei starken Stimmungsschwankungen, Kälteempfindlichkeit, Migräne, Kopfschmerzen und Nervosität
- Sepia: bei Hitzewallungen, Schweißausbrüchen, Erschöpfung, Senkungsbeschwerden, Abneigung gegen Sex
- Phosphorus: bei Schlafstörungen, Erschöpfung, Schwindelgefühlen, Herzrasen, Kopfschmerzen
- Sanguinaria canadensis: bei Hitzewallungen, Herzbeschwerden, abwechselndem Schwitzen und Frösteln
- Acidum sulfuricum: bei Hitzewallun-

gen, depressiven Verstimmungen, Schwächegefühlen, nervösen Herzbeschwerden
- Natrium muriaticum: bei Reizbarkeit, Übellaunigkeit und Unausstehlichkeit, Scheidentrockenheit sowie Gebärmuttersenkung und Neigung zur Introvertiertheit
- Aurum: bei Schwermütigkeit, Lebensüberdruss, Schwarzsehen
- Coffea: wenn man vor Überreizung nicht schlafen kann, das Herz beim Einschlafen klopft und zu viel Kaffee getrunken wurde
- Zincum valerianicum: bei motorischer Unruhe und Tagesschläfrigkeit
- Nux vomica: bei Reizüberflutung, nächtlichem Erwachen und Wachliegen und unruhigem Schlaf

Bachblüten
- Scleranthus: bei Stimmungsschwankungen, innerer Unruhe, Zukunftsängsten
- Honeysuckle: hilft, die Vergangenheit loszulassen und sich auf Neues zu freuen
- Walnut: hilft, ruhig und gelassen zu bleiben und Selbstvertrauen zu entwickeln
- White Chestnut: wenn zu viele Gedanken den Schlaf stören
- Olive: bei Erschöpfung und Ausgelaugtsein
- Hornbeam: wenn man schon morgens erschöpft ist und den Tag nicht bewältigen kann
- Mustard: bei grundloser, tiefer Traurigkeit

Schüßler-Salze
- Nr. 5 Kalium phosphoricum: gegen Erschöpfung, Nervosität und Unruhe, Hitzewallungen, zur Nervenstärkung
- Nr. 8 Natrium chloratum: gegen depressive Verstimmungen, Antriebslosigkeit und Kummer, Hitzewallungen, Schlafstörungen mit Nachtschweiß, trockene Scheide
- Nr. 7 Magnesium phosphoricum: zum Einschlafen und Entspannen, gegen Krämpfe und Verspannungen. Die Nr. 7 wird als „heiße Sieben" eingenommen: Zehn Tabletten werden in heißem Wasser aufgelöst (nur mit einem Plastik- oder Holzlöffel umrühren!) und vor dem Schlafengehen getrunken.
- Nr. 2 Calcium phosphoricum: zur Knochenstärkung, gegen depressive Verstimmungen, die mit Ängsten einhergehen, und bei Einschlafproblemen
- Nr. 10 Natrium sulfuricum: bei Depressionen, zusätzlich zu Psychopharmaka
- Nr. 1 Calcium fluoratum: zur Stärkung des Bindegewebes
- Nr. 6 Kalium sulfuricum: bei Durchschlafschwierigkeiten, trockener Scheide mit Juckreiz, gestörtem Sexualempfinden
- Nr. 4 Kalium chloratum: bei Durchschlafschwierigkeiten
- Nr. 3 Ferrum phosphoricum: bei starken, „kochenden" Hitzewallungen, starker Müdigkeit und Einschlafschwierigkeiten
- Nr. 11 Silicea: bei Bindegewebsschwäche, Senkungsbeschwerden, schlaffer Haut, wenn man morgens unausgeschlafen ist, wenn die Scheide wund ist

Ätherische Öle

- stimmungserhellend und gegen depressive Verstimmungen: Bergamotte, Grapefruit, Mandarine, Orange, Vanille, Zitrone, Geranie, Jasmin, Lemongrass
- beruhigend und ausgleichend: Melisse, Lavendel, Vanille, Weihrauch, Rose
- anregend, energetisierend, erwärmend: Zimt, Weihrauch, Sandelholz, Minze, Rosmarin

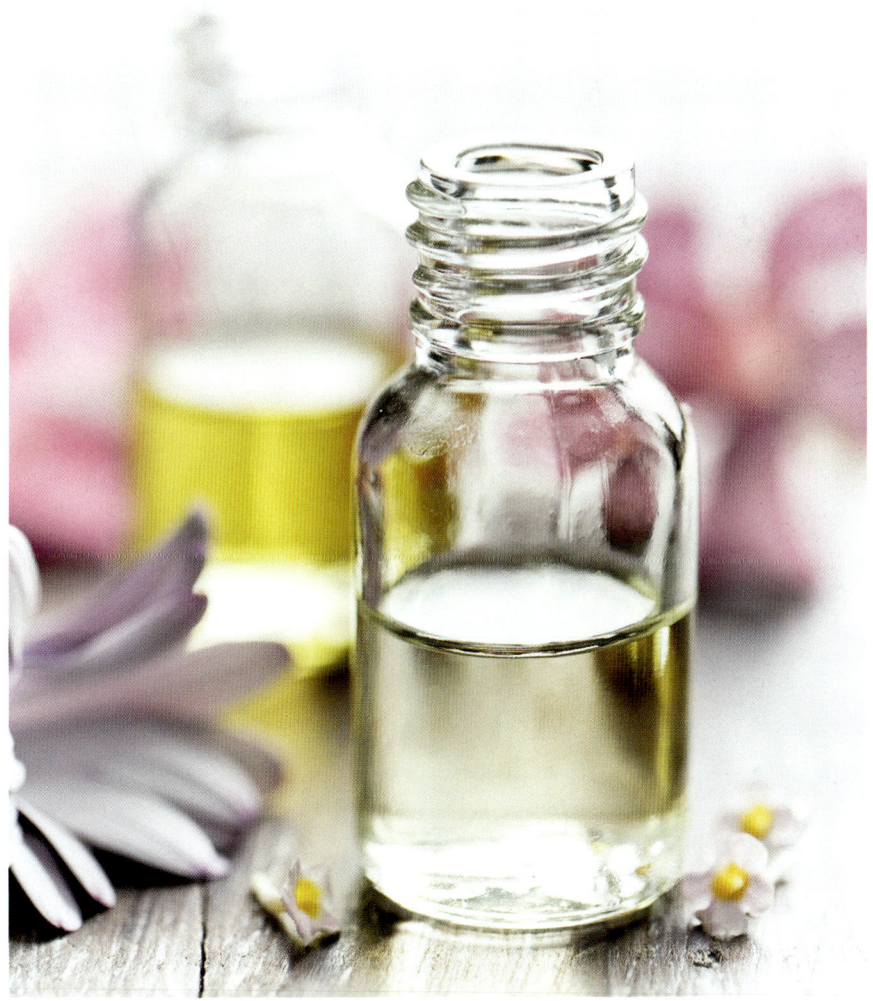

Ätherische Öle wirken stimmungsaufhellend, beruhigend oder energetisierend.

Energie-Massagen für die Wechseljahre

Zu den effektivsten Massagen bei Wechseljahrsbeschwerden und zur hormonellen Reaktivierung gehört die Fußreflexzonenmassage. Aber auch eine liebevolle Bauchmassage und eine Ganzkörpereinreibung gegen Hitzewallungen oder Stimmungsschwankungen sowie ätherische Öle für die Duftlampe bei Gereiztheit und Nervosität tragen dazu bei, das Wohlbefinden zu stärken. Die Massagenübungen sind so konzipiert, dass Sie sie selbst ausführen können und keinen Partner dafür benötigen.

Shiatsu für die Wechseljahre

Diese Massage wirkt anregend auf das Hormonsystem und bringt gestaute Energie wieder in Fluss.

- Drücken Sie mit beiden Händen und allen Fingerkuppen das Kreuzbein. Die Daumen liegen dabei auf den Hüften (oberen Rand der Darmbeinschaufeln des Beckens).
- Pressen Sie mit allen Fingern. Üben Sie mit den Fingerkuppen Druck aus, während Sie an der Wirbelsäule entlang nach oben gleiten.
- Bewegen Sie die Finger bis ganz nach oben an der Lendenwirbelsäule entlang. Die Fingerkuppen liegen dabei immer neben der Wirbelsäule.
- Beginnen Sie dann, in sanft kreisenden Bewegungen die Lendenwirbelsäule wieder hinab bis zum Kreuzbein zu massieren.
- Führen Sie diese Übung mindestens drei Minuten lang jeden Tag aus.

Fußreflexzonenmassage für die Wechseljahre

Durch die Massage der einzelnen Reflexzonen wird der Fluss der Körperenergie angeregt, so dass Blockaden aufgelöst werden. Auf diese Weise kann ausgleichend und sogar heilend auf den Organismus eingewirkt werden. Durch die Fußreflexzonenmassage lassen sich Beschwerden, die Hormonschwankungen entspringen, spürbar lindern. Die Fußreflexzonenmassage sollte täglich erfolgen.

- Massieren Sie beide Fußsohlen zunächst knetend mit den Daumen und Fingerkuppen.
- Massieren Sie anschließend am großen Zeh des rechten Fußes die Zehenkuppe (die Zehentraube). Wandern Sie dazu „raupenähnlich" von unten nach oben zur Zehenspitze. Der Zeigefinger oder Daumen wandert dabei schrittweise mit leichtem Druck über die zu massierende Stelle am Fuß. Die Zone an der großen Zehe stimuliert die Hy-

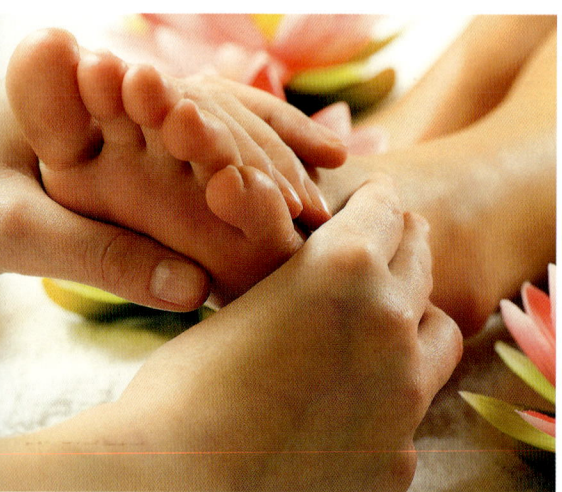

Zu den effektivsten Massagen bei Wechseljahresbeschwerden zählt die Fußreflexzonenmassage.

pophyse. Massieren Sie eine Minute lang.
- Massieren Sie anschließend am Fußrücken beider Füße an den Zehenwurzeln entlang quer von der großen Zehe bis hin zur mittleren Zehe. Dasselbe wiederholen sie auf der Fußsohle. Im Raupengang gleiten Sie entlang der Zehenwurzeln quer von der großen Zehe bis hin zur mittleren Zehe. Sie stimulieren die Schilddrüse. Führen Sie diese Technik pro Fuß eine Minute lang aus.
- Massieren Sie nun im Raupengang an der Innenseite des Fußes von der Mitte der Ferse gerade nach oben bis zum

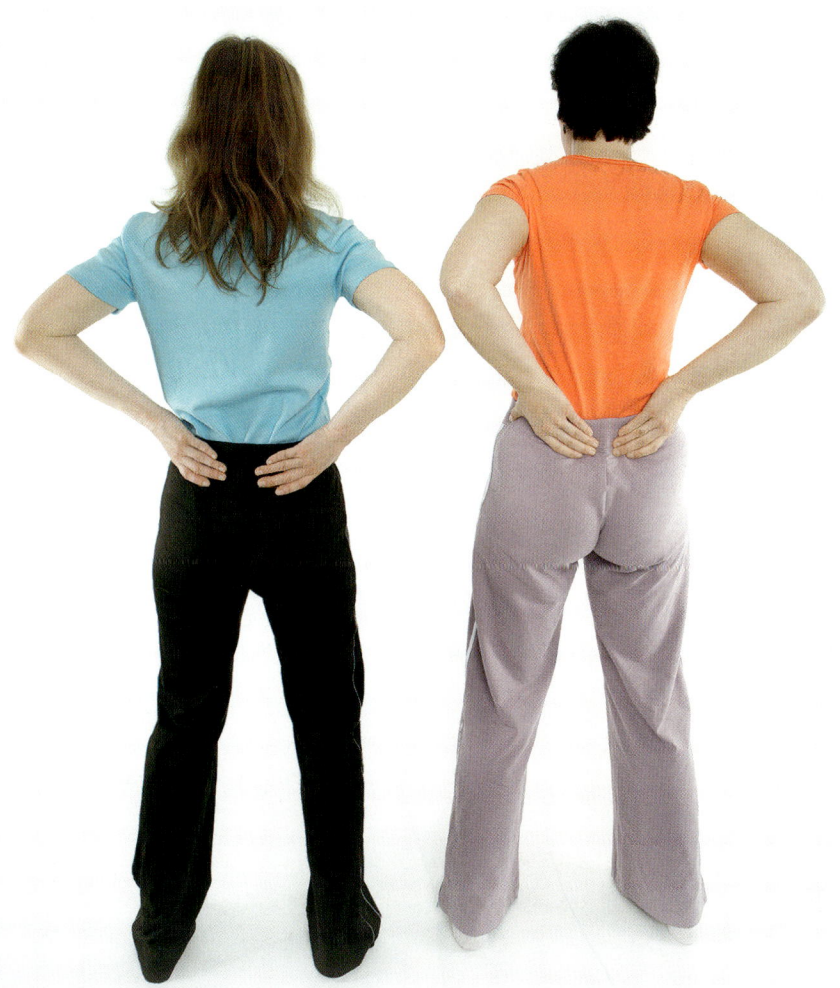

Shiatsu wirkt anregend auf das Hormonsystem.

Fußknöchel (eine Minute lang). Sie stimulieren damit die Gebärmutter. Massieren Sie beide Füße.

- Massieren Sie anschließend an der Außenseite des Fußes ebenfalls von der Mitte der Ferse bis hoch zum Knöchel. Damit stimulieren Sie die Eierstöcke (auch wieder eine Minute lang im Raupengang pro Fuß massieren). Massieren Sie beide Füße.
- Massieren Sie zum Schluss an beiden Füßen den mittleren Teil der Fußsohle. Dabei gleiten Sie im Raupengang jeweils schräg von unten nach oben in einer diagonalen Linie. Sie stimulieren die Leber. Massieren Sie wiederum jeweils eine Minute lang.

Entgiftungsmassage

Diese Entgiftungsmassage sollte täglich erfolgen und mindestens fünf Minuten lang dauern. Trinken Sie anschließend viel. So helfen Sie dem Organismus, die Schlacken besser auszuscheiden.

- Massieren Sie täglich mit knetenden Bewegungen den Hals- und Nackenbereich. Dort sitzt das menschliche „Müll-Auffanglager". Das heißt, dass sich hier Stoffwechselabfallprodukte ansammeln.
- Streichen Sie anschließend vom Kopfrand herunter bis zum Halsansatz in gleitenden Bewegungen die gesamte hintere und seitliche Seite des Halses herab.
- Kneten Sie spürbare Verspannungen im Schulter-Nacken-Bereich weg, indem Sie sanft in verspannte Muskelstränge hineindrücken und sanfte kreisende Bewegungen ausführen.
- Gleiten Sie anschließend sanft mit allen Fingerkuppen (ohne Druck) an den Ohren vorbei bis zum Schlüsselbein. Massieren Sie anschließend am Schlüsselbein entlang in ganz kleinen kreisenden Bewegungen mit den Fingerkuppen. Sie sorgen dafür, dass Stoffwechselabfallprodukte durch das Lymphsystem abtransportiert werden können.

Massageölmischungen

Die Zutaten bekommen Sie in der Apotheke oder im gut sortierten Fachhandel (Reformhaus, Naturkostladen). Auch im Internet können Sie Basisöle – sogenannte „fette" Öle – und ätherische Öle bestellen. Achten Sie auf naturreine Ware!

- **bei Hitzewallungen und Schweißausbrüchen:**
  Verwenden Sie 30 ml Borretschsamenöl als Basisöl für eine Ganzkörpermassage. Träufeln Sie jeweils 6 Tropfen Muskatellersalbei und Salbei als ätherische Öle hinein.
- **bei Stimmungsschwankungen:**
  Verwenden Sie 2 EL Sojaöl. Fügen Sie 2 Tropfen Geranie, 2 Tropfen Kamille und 2 Tropfen Muskatellersalbei hinzu. Massieren Sie das Kreuzbein, den oberen Rücken und den Schulter-Nackenbereich damit.
- **bei depressiven Verstimmungen:**
  Verwenden Sie 2 EL Sojaöl. Fügen Sie 2 Tropfen Vanille, zwei Tropfen Lavendel und 2 Tropfen Orange hinzu. Massieren Sie das Kreuzbein, den oberen Rücken und den Schulter-Nackenbereich damit.
- **für die weiblichen Organe und zum Anregen der Hormone:**
  Verwenden Sie 2 EL Olivenöl. Fügen Sie 2 Tropfen Vanille, 2 Tropfen Orange und 2 Tropfen Rose hinzu. Massieren Sie den gesamten Bauch und den Rücken vom Kreuzbein bis nach oben, soweit Sie mit den Händen kommen.

Rat und Tat

Lesetipps

Gisa Bührer-Lucke, Wechseljahre. Positiv und entspannt in eine neue Lebensphase. humboldt 2008

Gisa Bührer-Lucke, Wechseljahre ohne Hormone: Alternativen bei Hitzewallungen und Co, Orlanda Frauenverlag 2004

Zora Gienger, Gesund werden mit Yoga, Einfache Übungen zur Aktivierung der Selbstheilungskräfte, humboldt 2009

Zora Gienger, Stark mit Yoga. Das Übungsbuch für alle Lebenslagen, Haug 2008

Zora Gienger, Mudras. Fingeryoga für Gesundheit, Wohlbefinden und Gelassenheit, Weltbild 2006

Zora Gienger, Mit Schüßlersalzen durch die Wechseljahre. Der natürliche Weg zu Gesundheit und Wohlbefinden, Lüchow 2008

Zora Gienger, Meditation. Der einfache Weg zur Entspannung, Ariston 2005

Zora Gienger, Massagen zum Wohlfühlen. Streicheleinheiten für Körper und Seele, Urania 2005

Zora Gienger, Reiki. Unterstützende Heilkraft bei akuten und chronischen Erkrankungen, Hugendubel 2007

Adelneid Ohlig, Luna-Yoga: Der sanfte Weg zu Fruchtbarkeit und Lebenskraft. Tanz- und Tiefenübungen, Goldmann 2008

Dinah Rodrigues, Hormon-Yoga: Das Standardwerk zur hormonellen Balance in den Wechseljahren, Schirner 2005

Internetadressen

www.zora-gienger.de und
www.vivabel.info
Internetseiten der Autorin

www.yoga.de
Berufsverband der Yogalehrenden in Deutschland e. V.

www.gut-durch-die-wechseljahre.de
Informationen zu allen Aspekten der Wechseljahre

Über die Autorin

Zora Gienger ist Yoga- und Reikilehrerin sowie ausgebildete Heilerin. Sie arbeitet in ihrem eigenen Studio „Vivabel – Yoga, Tanz, Inspirationen" in Ostfildern bei Stuttgart und bietet unterschiedliche Yoga-Kurse für Schwangere und Nicht-Schwangere an. Ihr Schwerpunkt liegt unter anderem auch auf der Betreuung von Kinderwunschpatienten und Frauen nach Krebserkrankungen, die mit Hilfe von Yoga zu mehr Ruhe, Gelassenheit und Lebensfreude finden. Außerdem leitet sie die Gesundheitssprechstunde in der Frauenarztpraxis ihres Mannes.

Sie ist Mutter von drei eigenen und zwei Stiefkindern.

Almut Carlitscheck · Sven-David Müller
Entspannung
So genießen Sie jeden Tag:

- Lernen Sie, den Alltag entspannt zu erleben
- Das richtige Essen gegen Stress
- Test: Welcher Entspannungstyp sind Sie?

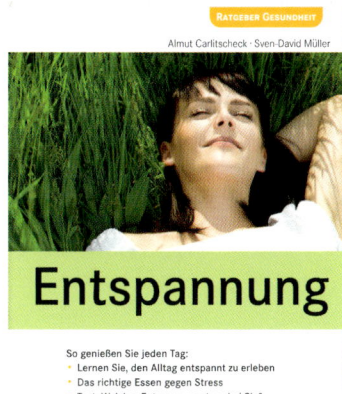

152 Seiten, 83 Farbfotos
15,5 x 21,0 cm, Klappenbroschur
ISBN 978-3-89993-559-2
€ 12,90

- Ein Buch, das alle Sinne, Körper und Seele anspricht
- Mit Entspannungsübungen und leckeren Rezepten
- Ein wissenschaftlich fundierter Ratgeber von Experten
- Leicht verständlich geschrieben

Stress und „Verspannung" bestimmen unsere Welt und sind häufig verantwortlich für Krankheiten. Dieser Ratgeber beschreibt, wie emotionale und körperliche Einflussfaktoren, aber auch die richtige Ernährung eine gesunde Balance herstellen. Ziel ist es, das Alltagsleben auf Entspannung zu bauen, und nicht zu einem zusätzlichen Termin im Kalender zu machen.

Das Buch vermittelt eine neue Lebenseinstellung. Die Autoren zeigen Entspannungsmethoden, die sich leicht in den Alltag integrieren lassen.
Mit ausführlichem Test: Welcher Entspannungstyp sind Sie?

Stand Juli 2009. Änderungen vorbehalten.

— schlütersche —

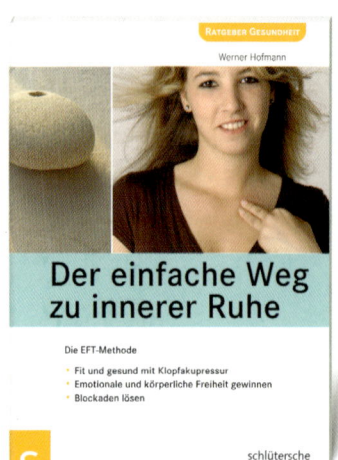

Werner Hofmann

Der einfache Weg zu innerer Ruhe

Die EFT-Methode
- Fit und gesund mit Klopfakupressur
- Emotionale und körperliche Freiheit gewinnen
- Blockaden lösen

96 Seiten, 69 Farbfotos
15,5 x 21,0 cm, Klappenbroschur
ISBN 978-3-89993-522-6
€ 12,90

- Eine effektive und einfache Methode
- Jeder kann es anwenden
- Schmerzen, Stress, Sorgen und Angst besiegen
- Viele anschauliche Fotos
- Ausführliche Beschreibungen
- Konkrete Anleitungen

Emotional Freedom Techniques (EFT) helfen bei Schmerzen, Stress, Sorgen und Angst. Psychische wie physische Blockaden lassen sich schnell und effektiv mit EFT überwinden. Dieses Buch erläutert, wie man die Technik ganz einfach selbst anwendet. Schritt-für-Schritt-Anleitungen mit vielen Fotos zeigen das praktische Vorgehen.

„EFT bedeutet Emotional Freedom Techniques. Diese im Buch beschriebene Methode soll durch Klopfbehandlung bestimmter Punkte helfen, psychische und physische Blockaden zu überwinden und baut auf den Lehren der TCM auf. Während die Akupunkturpunkte durch Klopfen stimuliert werden, findet zugleich eine mentale Konzentration auf das bestehende Problem statt. Ausführlich bebilderte Schritt-für-Schritt-Anleitungen ermöglichen, die Technik schnell zu erlernen und in der Selbstbehandlung einzusetzen."
Die P.T.A. in der Apotheke

Stand Juli 2009. Änderungen vorbehalten.

schlütersche